Kliniktaschenbücher

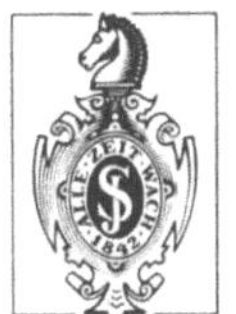

M. Marshall

Doppler-Sonographie

Eine Einführung

Mit 46 Abbildungen und 12 Tabellen

Springer-Verlag
Berlin Heidelberg New York
London Paris Tokyo

Prof. Dr. med., Dr. med. habil. Markward Marshall
Spengerweg 8, D-8180 Tegernsee

ISBN-13: 978-3-540-50002-5   e-ISBN-13: 978-3-642-73880-7
DOI: 10.1007/ 978-3-642-73880-7

CIP-Titelaufnahme der Deutschen Bibliothek. Marshall, Markward: Doppler-Sonographie:
e. Einf. / M. Marshall. - Berlin; Heidelberg; New York; London; Paris; Tokyo: Springer, 1988
(Kliniktaschenbücher)

Gesamtherstellung: Appl, Wemding. 2121/3140-543210 - Gedruckt auf säurefreiem Papier

Meiner Mutter
zum 80. Geburtstag gewidmet

Vorwort

Die thromboembolischen und degenerativen Herz-Kreislauf-Erkrankungen machen bei uns über 50% der Gesamtmortalität aus. An ischämischen Herzerkrankungen sterben zur Zeit rund 132000 Menschen pro Jahr mit bislang eher steigender Tendenz, an zerebro-vaskulären Erkrankungen etwa 100000 und an Lungenembolien ca. 25000.

Rund 2% der 35- bis 44jährigen und 6% der 45- bis 54jährigen Männer haben eine periphere arterielle Verschlußkrankheit. Die Prävalenzwerte für die zerebralen und koronaren Gefäßerkrankungen sind etwa entsprechend [7, 8].

Die durchschnittliche Prävalenz an peripheren Venenveränderungen bei der erwachsenen Bevölkerung beträgt ca. 70%, bei 15% haben diese Veränderungen Krankheitswert [8]. In Westdeutschland soll es rund 1 Million Patienten mit postthrombotischem Syndrom geben. In einem allgemein-internistischen Sektionsgut liegt die Häufigkeit der tiefen Venenthrombose zwischen 40 und 60%, die Prävalenz an Lungenembolien zwischen 15 und 20% [3].

Die Herz-Kreislauf-Erkrankungen sind mit über 40% die weitaus häufigste Ursache einer Frühinvalidität [1]. Aus diesen Zahlen geht die außerordentliche sozialmedizinische Bedeutung der Kreislauferkrankungen hervor, die für jeden Arzt die Notwendigkeit und Verpflichtung mit sich bringt, sich damit intensiv zu befassen. Dies gilt um so mehr, seit die *Ultraschall-Doppler-Methode* eine rasche, subtile, ungefährliche und zuverlässige Diagnostik, in gewissem Umfang sogar eine Frühdiagnostik ermöglicht [7, 8, 9].

Von einer aufregenden, geheimnisvollen Neuentdeckung hat sich die diagnostische Anwendung des Ultraschalls – und nicht zuletzt der Ultraschall-Doppler-Technik – inzwischen zu einem wertvollen

Werkzeug in der täglichen Praxis entwickelt [4, 8]. Dennoch ist die ursprüngliche Faszination, wie sie von wichtigen neuen Entdeckungen oft ausgeht, noch keineswegs verflogen. Die im Grunde einfache Untersuchungsmethode führt zu immer neuen Anwendungen und Erkenntnissen, woran die stürmischen Fortschritte in der Gerätetechnik wesentlichen Anteil haben. Diese Entwicklung ist noch keineswegs abgeschlossen. Im Gegenteil, wir stehen nicht am Anfang vom Ende, sondern erst am Ende vom Anfang.

Dieses Büchlein wendet sich an Leser, die eine rasche Grundorientierung oder eine Übersichtsinformation über die Ultraschall-Doppler-Methode(n) wünschen („Schnupperbuch"). Es spricht also besonders den Studenten und jungen Kliniker an, der die Methode erst einmal kennenlernen will, den Praktiker, der wissen will, ob diese Untersuchung für seine Praxis und seine Patienten von Bedeutung sein könnte, und jeden Arzt, der sein ärztliches Allgemeinwissen um moderne, wichtige Untersuchungstechniken erweitern will, um diese ggf. bei differentialdiagnostischen Erwägungen gezielt veranlassen zu können.

Wer diese großartige Methode dann erlernen und ausüben will, wird ergänzend umfangreichere Lehrbücher einsetzen [8, 9] und unermüdlich und selbstkritisch üben müssen. Wenn dieses Büchlein das Interesse für die Ultraschall-Doppler-Untersuchung wecken und den einen oder anderen Kollegen dafür begeistern und gewinnen kann, hat es einen wesentlichen Zweck erfüllt.

Tegernsee, September 1988   M. Marshall

Inhaltsverzeichnis

1 Physikalische und technische Grundlagen der Ultraschall-Doppler-Methode (USD-Methode)

1.1 Vorbemerkung

Die USD-Untersuchung ist je nach Fragestellung eine wenig bis mäßig zeitaufwendige Methode, die in den Grundzügen relativ leicht erlernt werden kann und gut reproduzierbare Ergebnisse mit hohem Aussagewert liefert. Sie gilt heute unter den nichtinvasiven, apparativen angiologischen Methoden allgemein als vielseitigste und kostengünstigste und ist daher für Klinik und Praxis in besonderer Weise geeignet. Ihre Entwicklung begann Anfang der 60er Jahre durch Satomura u. Kaneko [13] und Franklin et al. [2].

1.2 Physikalische und technische Grundlagen

Neben den *direktionalen* Geräten, die außer der Geschwindigkeit auch die Strömungsrichtung des Bluts anzeigen, inzwischen in Handhabung und Technik weit ausgereift sind und mit mindestens 2 Ultraschallfrequenzen und meist mit Systemen zur simultanen Darstellung von Vor- und Rückflüssen arbeiten, gibt es auch kleine *nichtdirektionale* Geräte, die zuverlässig und preisgünstig sind und deren Bedienung so vereinfacht wurde, daß grundlegende angiologische Untersuchungen einer eingearbeiteten Hilfskraft übertragen werden können. Bereits mit diesen einfachen Geräten kann man in der täglichen Praxis hochwertige diagnostische Informationen aus dem akustischen Doppler-Signal gewinnen (periphere arterielle Blutdruckmessung, orientierende Venendiagnostik) (s. auch Tabelle 8) (Abb. 1).

Für eine umfassende Untersuchung des Arterien- und Venensy-

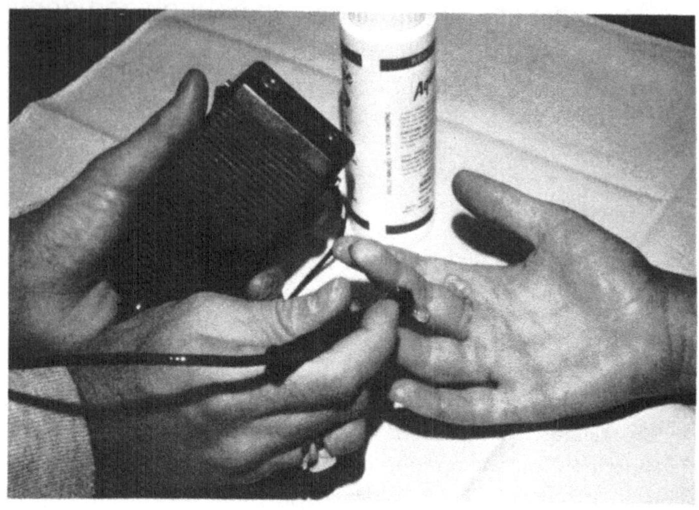

Abb. 1. Kleines, nichtdirektionales Ultraschall-Doppler-Gerät (Taschengerät) zur Untersuchung der peripheren Arterien, hier der Digitalarterien. Damit ist nur eine akustische Beurteilung möglich. (Aus [8])

stems sind aber immer die aufwendigeren direktionalen USD-Geräte erforderlich (Abb. 2) (s. 2.2).

1.2.1 Physikalische Prinzipien

Die Ultraschall-Doppler-Technik macht sich 2 physikalische Phänomene zunutze [2, 4, 7, 8, 9, 13]:

a) *Hochfrequenter Ultraschall* durchdringt biologische Gewebe und wird an Grenzflächen zwischen Geweben unterschiedlicher (akustischer) Dichte teilweise reflektiert.

Abb. 2. Direktionale Ultraschall-Doppler-Geräte mit mehreren Frequenzen, ▷ Outphaser-Technik und Zweikanalschreiber zur Feststellung von Strömungsrichtung und -geschwindigkeit

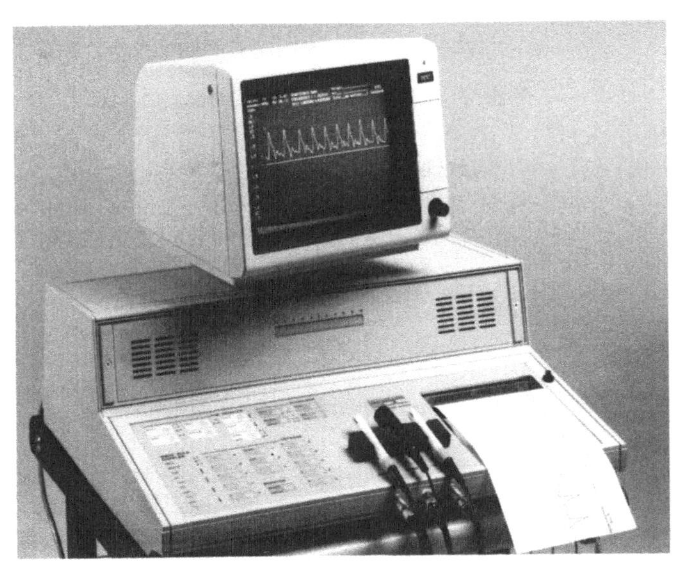

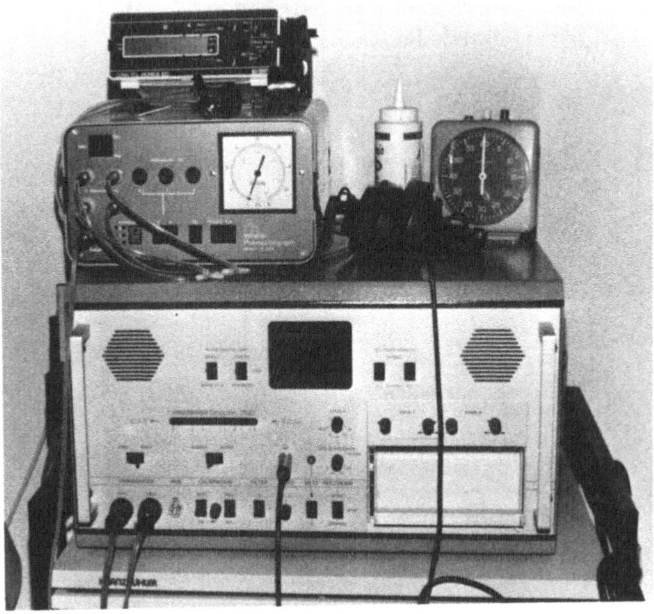

b) Befinden sich diese Grenzflächen in Bewegung, tritt aufgrund
des *Doppler-Effekts* beim reflektierten Ultraschall eine Frequenzänderung gegenüber der Sendefrequenz ein.

In Blutgefäßen wird Ultraschall vor allem an den Erythrozyten
reflektiert. Die USD-Geräte können also aufgrund von Ultraschall-
frequenzänderungen, die durch die Reflexion an vorbeiströmenden
Erythrozyten verursacht werden, Blutströmungen anzeigen. Das
registrierte Signal gibt die *Strömungsgeschwindigkeit des Bluts* und
ihre Veränderungen wieder.

1.2.2 *Feststellung der Blutströmungsgeschwindigkeit*

Ein Sender im Kopf der Doppler-Sonde schickt *kontinuierlich*
Ultraschallwellen („continuous wave", cw) aus, die von den vor-
beiströmenden Blutkörperchen unter entsprechender Frequenzän-
derung (Doppler-Effekt) reflektiert und von einem Empfänger im
Sondenkopf aufgenommen werden (Abb. 3).
Es gilt dabei folgende Beziehung:

$$\Delta F = V \cdot \frac{2\, F_a \cdot \cos \beta}{c}.$$

ΔF = Differenz zwischen Frequenz des ausgesandten (F_a) und des reflek-
tierten Ultraschalls;
V = Blutstromgeschwindigkeit;
β = Einfallswinkel des ausgesandten Ultraschalls zur Gefäßlängsachse;
c = Geschwindigkeit des Ultraschalls im Gewebe (ca. 1500 m/s).

Soweit $\dfrac{2\, F_a \cdot \cos \beta}{c}$ konstant zu halten ist, gilt:

$$\boxed{\Delta F \text{ proportional } V},$$

die Frequenz des reflektierten Ultraschalls ist also der Blutstromgeschwindigkeit direkt proportional.
Ferner gilt: Bewegt sich der Blutstrom auf die Sonde zu, kommt es
gemäß dem Doppler-Prinzip zu einem Frequenzanstieg des reflektierten Ultraschalls und umgekehrt.
Die verwendeten Ultraschallfrequenzen sind so gewählt, daß diese

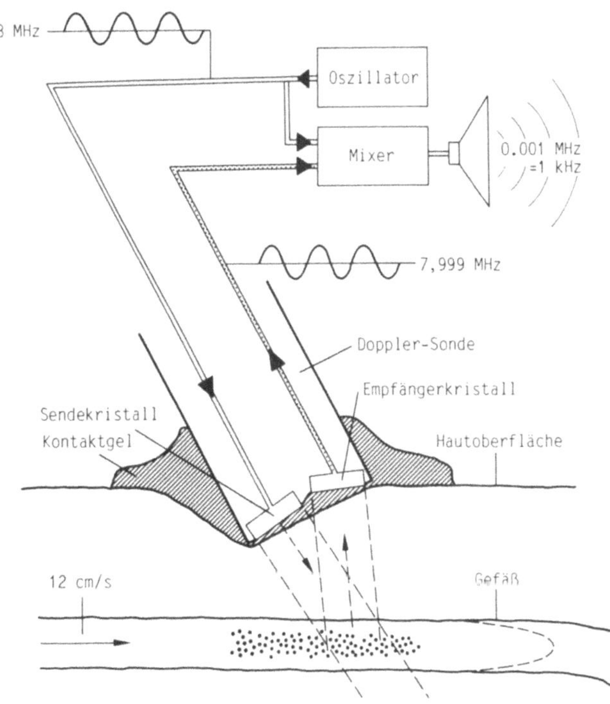

Abb. 3. Prinzip der USD-Methode: Der an den vorbeiströmenden Blutkörperchen reflektierte Ultraschall zeigt gegenüber dem ausgesandten eine von der Blutstromgeschwindigkeit abhängige Frequenzverschiebung (Doppler-Effekt). (Aus [8])

Frequenzänderungen, d.h. der Nettobetrag der „Doppler-Verschiebung", im hörbaren Bereich liegen (80–5000 Hz). Es entspricht ein hoher Ton einer schnellen (arteriellen) und ein tiefer einer langsamen (z. B. venösen) Blutströmung.

Das deutlichste Doppler-Signal wird empfangen, wenn der Winkel β der Doppler-Sonde zum untersuchten Gefäß etwa 45° beträgt (Abb. 3). Beträgt er 90°, kann kein bzw. nur ein schwaches, von Gefäßwandbewegungen erzeugtes Signal empfangen werden (cos 90° = 0). Es sei darauf hingewiesen, daß oberflächennahe Gefäße üblicherweise weitgehend parallel zur Hautoberfläche verlaufen.

Das unverarbeitete Doppler-Signal ist ein Frequenzspektrum entsprechend den unterschiedlichen Geschwindigkeiten der einzelnen Blutstromschichten (z.B. normales paraboloides Strömungsprofil wie in Abb.3), aus dem im Idealfall die vorherrschende instante Geschwindigkeit elektronisch integriert (Medianwert) und registriert wird, sofern keine Frequenzanalyse dargestellt wird (s. 7).

1.2.3 Arbeitsfrequenzen der Ultraschall-Doppler-Geräte

Es werden bevorzugt Doppler-Geräte mit Arbeitsfrequenzen von etwa 8–10 MHz und 4–5 MHz verwendet. Für die Auswahl gerade dieser Frequenzen sind 2 Gesichtspunkte entscheidend:

a) Von der Frequenz ist die Eindringtiefe abhängig. Je höher die Frequenz, desto geringer ist die Eindringtiefe:

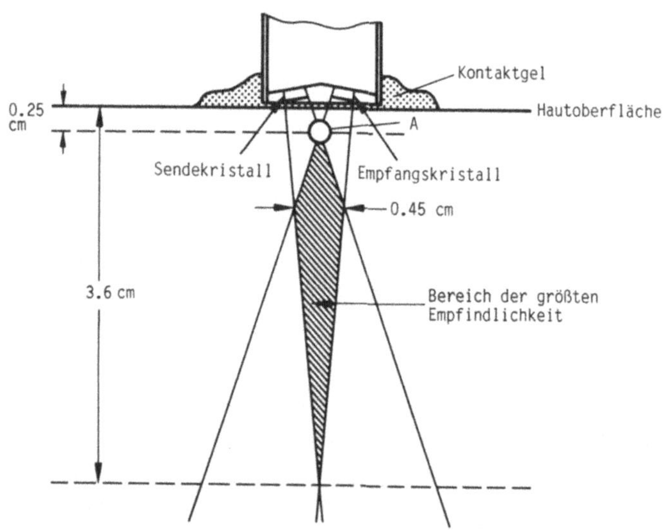

Abb. 4. Reichweite und „Bereich der größten Empfindlichkeit" einer USD-Sonde, hier mit 8 MHz. Unter ungünstigen Umständen kann eine ganz oberflächennahe, kleine Arterie (*A*) in den Schallschatten zwischen den beiden Piezo-Kristallen geraten; dann Sonde im Gel etwas abheben (je nach Sondenfokusierung). (Aus [8])

6

- bei 8 MHz maximal 3,5 cm,
- bei 4 MHz maximal 8,0 cm.

Diese maximale Eindringtiefe muß bei der Untersuchung tiefliegender Gefäße bedacht werden, z. B. der V. cava inferior, der A. vertebralis oder auch der V. poplitea bei adipösen Patienten (s. Abb. 4).

b) Andererseits: Von der Höhe der Frequenz ist die geringste nachweisbare Geschwindigkeit (Empfindlichkeit) abhängig:

- bei 8 MHz etwa 3 cm/s minimal.

Dies kann bei extremer Verlangsamung der Blutströmungsgeschwindigkeit von Bedeutung sein, z. B. in der Diastole, bei Shuntumkehr in der A. supratrochlearis/A. ophthalmica, bei peripherer Ischämie und allgemein im venösen Bereich. Zum Vergleich: Die systolische Blutströmungsgeschwindigkeit in größeren Arterien kann über 1 m/s erreichen; die mittlere Strömungsgeschwindigkeit in der A. femoralis beträgt $15,2 \pm 5,6$ cm/s bei einem mittleren Stromzeitvolumen von etwa 3,5 ml/s; die mittlere Strömungsgeschwindigkeit in der V. femoralis beträgt bei gesunden Männern $16,2 \pm 7,8$ cm/s [8, 9].

Für spezielle, z. B. wissenschaftliche Fragestellungen können höhere Frequenzen erforderlich sein, ggf. auch niedrigere (transkranielle Doppler-Sonographie).

1.2.4 Richtungsunterscheidung

Da sich bei einer Strömung auf die Sonde zu eine – bezogen auf die Sendefrequenz – positive Doppler-Verschiebung ergibt, bei entgegengesetzter Strömung eine negative, läßt sich aus dem Doppler-Signal auch die Strömungsrichtung bestimmen.

Die Frequenzänderung, die bei direktionalen Geräten neben der Geschwindigkeit also auch die Richtung der Blutströmung angibt, wird über einen Lautsprecher oder Kopfhörer hörbar gemacht – gegebenenfalls in Zweikanaltechnik nach Vor- und Rückfluß „stereophon" getrennt. Die aufgezeichnete Doppler-Kurve, deren Verlauf Geschwindigkeits- und Richtungsänderungen dokumentiert, läßt eine subtile qualitative und z. T. quantitative Beurteilung zu (Abb. 5).

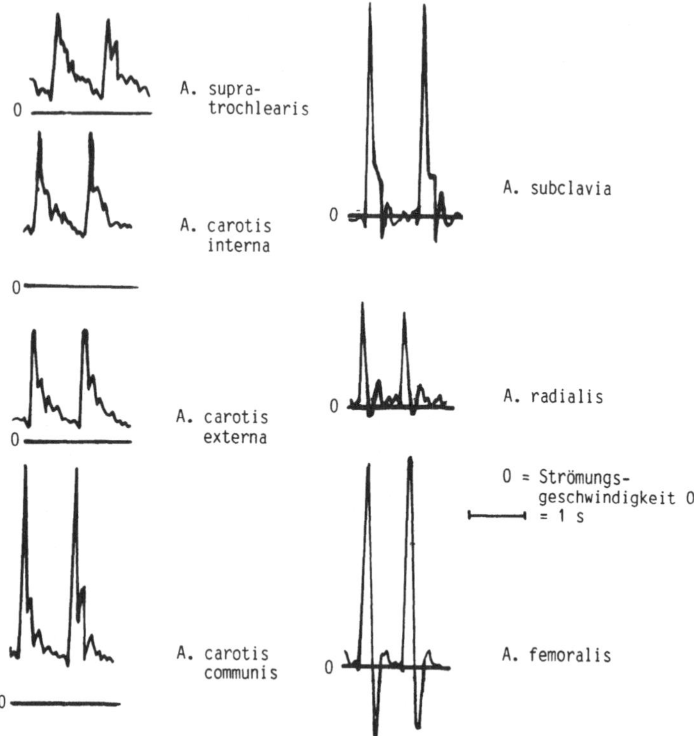

Abb. 5. Charakteristische Doppler-Kurven einiger Arterien, die der Doppler-Untersuchung zugänglich sind. Positive Ausschläge bedeuten orthograde, negative retrograde Blutströmung. Die Amplitudenhöhe entspricht der Blutströmungsgeschwindigkeit. (Nach [8])

Weiterhin ermöglichen moderne elektronische Trennungssysteme, wie Outphaser und Frequenzanalyse, gleichzeitig vorhandene Vor- und Rückflußanteile *(instanter Vor- und Rückfluß)* präzise zu differenzieren und getrennt akustisch wiederzugeben und aufzuzeichnen. Aus diesen getrennten Vor- und Rückflußkurven kann die instante Summenkurve gebildet werden *(integriertes instantes Hämotachygramm);* ferner besteht die Möglichkeit, aus dieser Summen- eine über 5 oder 7 s gemittelte *Trendkurve* abzuleiten, die die mittlere Strömungsgeschwindigkeit angibt (Abb. 6).

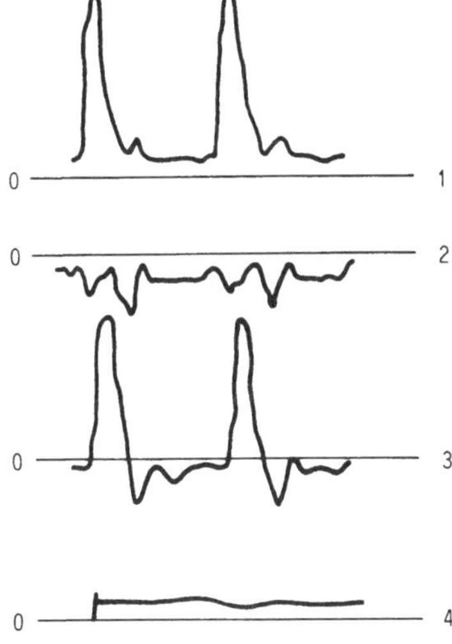

Abb. 6. Doppler-Kurve der A. subclavia bei Aortenklappeninsuffizienz mit Outphaser-Technik aufgezeichnet. *1* instanter Vorfluß; *2* instanter Rückfluß; *3* Summenkurve aus Vor- und Rückfluß; *4* Trendkurve (= mittlere Strömungsgeschwindigkeit). (Aus [8])

Die modernen USD-Geräte arbeiten auf der Basis von Null-Durchgangsdetektoren, wodurch die hohe Anzeigeempfindlichkeit ermöglicht wird. Andererseits darf die untere Empfindlichkeitsgrenze, die „Ansprechschwelle", nicht zu niedrig gewählt werden, weil sonst z. B. Signale aus der Umgebung des Gefäßes oder Umgebungsgeräusche die Messung zunehmend stören würden.

1.2.5 Technische Variationen, Ergänzungen oder Erweiterungen

Die übliche Continuous-wave-Doppler-Sonographie mit Mittel- oder Medianwertintegrierung kann in folgender Weise technisch variiert, ergänzt oder erweitert werden:

- *Zweidimensionaler, stehender Bildaufbau* anhand der Doppler-Signale entsprechend dem Compound-contact-Verfahren, ggf.

mit farbkodierter Geschwindigkeitsanzeige („*Doppler-Angiographie*", „Flußkartendarstellung", „Mapping").

- *Frequenzspektrumanalyse:* Darstellung des gesamten Doppler-Frequenzspektrums, ggf. farbkodiert nach der Häufigkeit der repräsentierten Geschwindigkeiten.
- *Niederfrequente USD-Sonden* zur Durchdringung dünner Knochen: *transkranielle Doppler-Sonographie.*
- *Gepulste Systeme* zur Tiefenbestimmung des Doppler-Signals: Analysen der Frequenzverteilung über einen Gefäßquerschnitt; Bestimmung von Gefäßdurchmesser und Stromzeitvolumina; bildgebende Verfahren; transkranielle Doppler-Sonographie.
- *Duplexsystem:* Kombination aus schneller - ggf. hochauflösender - B-Bild-Sonographie und gepulster Doppler-Sonographie, zusätzlich auch mit kontinuierlichem USD und Frequenzanalyse.

2 Untersuchung des arteriellen Systems

Die für die Hämodynamik wichtigsten quantitativen Parameter sind *Druck* und *Stromzeitvolumen*. Mit der USD-Technik läßt sich auch in kleinen, z. B. ganz peripheren Gefäßen Blutströmung nachweisen und damit ggf. einer Druckmessung zuführen (Abb. 1). In einem gewissen Umfang sind auch quantitative oder zumindest semiquantitative Aussagen über das Stromzeitvolumen möglich.

2.1 Nichtdirektionale USD-Untersuchung bei peripherer arterieller Verschlußkrankheit

2.1.1 Periphere Blutdruckmessung

Normalerweise ist der systolische Knöchelarteriendruck in Ruhe gleich hoch oder höher als der Druck am Oberarm, da die Blutdruckamplitude in den muskelstarken Arterien peripherwärts kontinuierlich zunimmt („systolische Amplifikation"), während der arterielle Mitteldruck gemäß den Strömungsgesetzen kontinuierlich abnimmt. Demnach ist der Quotient

Knöcheldruck : Oberarmdruck $\geqq 1$.

Zusätzlich sollte auch der Druckgradient Knöcheldruck minus Oberarmdruck angegeben werden, der normalerweise positiv ist. Im Mittel beträgt der physiologische systolische Druckgradient zwischen Knöchelarterien und A. brachialis 10–25 mm Hg; die Extremwerte schwanken zwischen -5 und $+40$ mm Hg. (Die systolische Amplifikation erwies sich bei jugendlichen Patienten meist als wenig ausgeprägt.)

Korrekte Druckwerte am Oberarm vorausgesetzt - das heißt beidseitige Messung mit der USD-Sonde, ggf. höheren Wert berücksichtigen - spricht eine Druckdifferenz zugunsten der oberen Extremität von mehr als 30 mm Hg (4 kPa) (Gradient -30 mm Hg) für eine höhergradige Stenose oder Verschluß im Bereich der arteriellen Versorgung des betroffenen Beins. Werte um 10% unter dem Systemdruck, bzw. Quotienten $\leq 0,9$, gelten bereits als pathologisch. Absolute Ruhedruckwerte im Knöchelbereich um 40 mm Hg (5,3 kPa) bedeuten eine akute Gefährdung des Fußes („Dauerischämie"), und poststenotische systolische Druckwerte um 20–30 mm Hg (2,7–4,0 kPa) bedeuten unmittelbare Gangrängefahr. Zuverlässige Druckmessungen sind mit 8- bis 10-MHz-Sonden bis ca. 30–40 mm Hg (4,0–5,3 kPa) möglich.

Nach den mit USD gemessenen peripheren Druckwerten läßt sich eine Stadieneinteilung der peripheren arteriellen Verschlußkrankheit vornehmen, die in Tabelle 1 aufgeführt ist. Der Quotient bei Claudicatio intermittens liegt üblicherweise bei 0,5–0,9, bei Ruheschmerz oder Gangrän üblicherweise unter 0,5. Ein Verschluß nur der A. tibialis posterior führt zu einem peripheren Druckabfall von etwa 20 mm Hg, ein Verschluß der A. femoralis von ca. 60 mm Hg und ein Kombinationsverschluß von ca. 90 mm Hg.

Die *Knöcheldruckmessung nach Belastung* - z. B. 20 Zehenstände

Tabelle 1. Stadieneinteilung der peripheren AVK nach den peripheren Blutdruckwerten (Ultraschall-Doppler-Druckmessung)

Knöchelarteriendruck[a] (bei Normotonikern)	Quotient	Beurteilung
Um 100 mm Hg (13,3 kPa)	0,9–0,75	„Leichte Ischämie" (etwa Stadium I-II nach Fontaine)
90–60 mm Hg (12–8 kPa)	0,75–0,5	„Mittelschwere Ischämie" (etwa II–III)
≤ 50 mm Hg (6,7 kPa)	$< 0,5$	„Schwere Ischämie" = starke Gefährdung des Extremitätenabschnitts (etwa III-IV)

[a] Bei Knöchelarteriendrücken > 80 mm Hg bestehen überwiegend günstige Voraussetzungen für eine Gehtrainingsbehandlung, bei Drücken < 60 mm Hg meist ungünstige.

oder Fußstrecken und -heben – oder postischämisch nach 5 min arterieller Okklusion am Oberschenkel erlaubt die Beurteilung der funktionellen Kapazität der Arterien bzw. des Kollateralsystems. Beurteilungskriterien sind dabei das Ausmaß des *Druckabfalls* nach Belastung und die Dauer des Wiederanstiegs zu den Ausgangswerten, der *Rückkehrzeit*. Bei diesen Untersuchungen ist immer der Seitenvergleich mit heranzuziehen! Bereits 50%ige Stenosen führen nach Belastung zu einem deutlichen peripheren Druckabfall, so daß damit bereits vor der typischen klinischen Symptomatik pathologische Veränderungen zu erfassen sind, womit in gewissem Umfang eine *Frühdiagnostik* betrieben werden könnte.

Ein Druckabfall von über 35% des Ausgangswerts gilt als pathologisch; Gesunde zeigen oft gar keinen Druckabfall nach Belastung. Unter Ruhebedingungen ist ein eindeutiger peripherer Druckabfall erst bei über 70%igen Stenosen zu erwarten.

Die Rückkehrzeit ist proportional dem Schweregrad der peripheren arteriellen Verschlußkrankheit (AVK); normalerweise liegt sie unter 1 min. Ein Wert von unter 6 min spricht für eine ausreichende kollaterale Funktion.

Wegen des Druckabfalls nach Belastung bei Patienten mit peripherer AVK muß vor der peripheren *Ruhedruckmessung* immer eine ausreichend lange Ruhepause eingehalten werden (etwa 30 min!).

Zusammenfassung. Zur Frühdiagnose der peripheren AVK eignet sich vor allem die poststenotische systolische Blutdruckmessung *nach Belastung* bzw. *postischämisch*. Zur Beurteilung des Schweregrads der peripheren AVK genügt der *Ruhedruck* (Tabelle 1).

2.1.2 Methodisches Vorgehen

Zur Messung des systolischen Blutdrucks am Fuß wird die 12 cm breite Staumanschette eines üblichen Blutdruckgeräts am flach liegenden Patienten unmittelbar oberhalb des Knöchels angelegt und die Doppler-Sonde nach Aufbringen von reichlich Kontaktgel etwa im 45°-Winkel zur Längsrichtung des Gefäßes, z.B. über der A.tibialis posterior, *ohne Druck* aufgesetzt (Abb.7 *oben*). Beim *langsamen* Ablassen des Drucks der aufgeblasenen Manschette gibt das

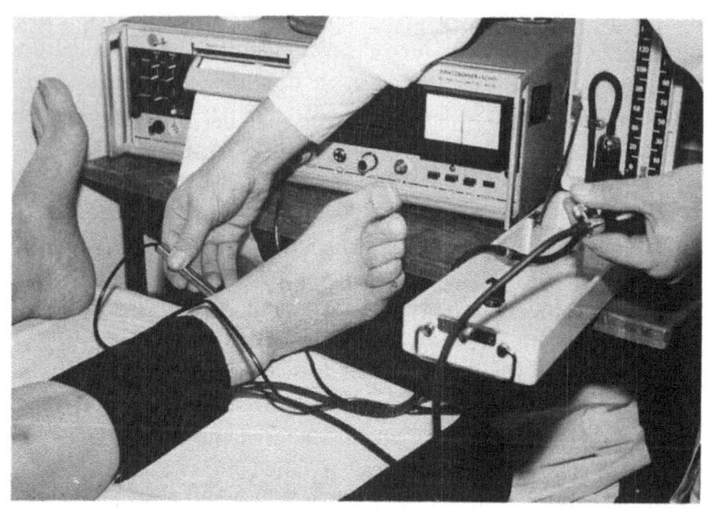

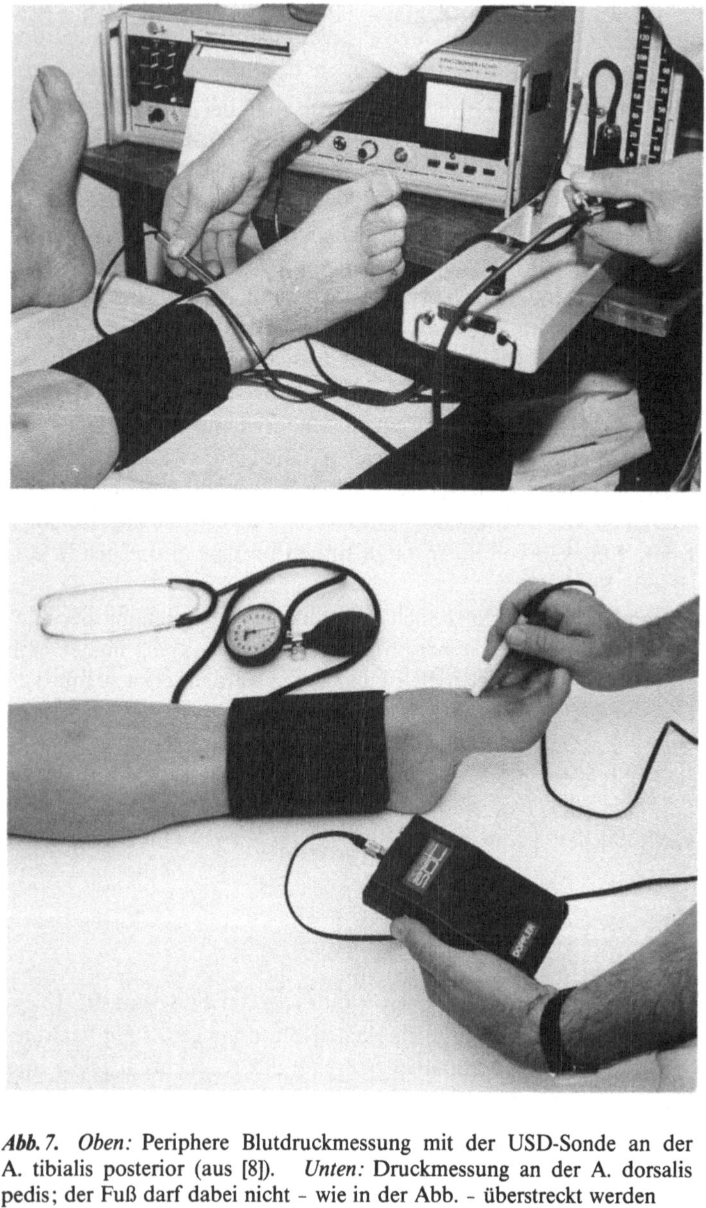

Abb. 7. *Oben:* Periphere Blutdruckmessung mit der USD-Sonde an der A. tibialis posterior (aus [8]). *Unten:* Druckmessung an der A. dorsalis pedis; der Fuß darf dabei nicht – wie in der Abb. – überstreckt werden

erste hörbare Doppler-Signal den systolischen Perfusionsdruck in der jeweiligen Arterie wieder.

Entsprechend wird an der A. dorsalis pedis (Abb. 76 *unten*) und eventuell an der A. fibularis dorsokaudal des Außenknöchels vorgegangen bzw. an A. radialis und ulnaris und ggf. an der A. poplitea. An der A. poplitea ist ein beidseitiger gleicher Druckabfall als Hinweis auf Aortenstenose oder -verschluß bzw. auf ein Leriche-Syndrom zu werten.

Durch getrennte Messungen an Ober- und Unterschenkel bzw. Ober- und Unterarm kann eine Etagenlokalisation des Strombahnhindernisses durchgeführt bzw. Mehretagenprozesse können erkannt werden. Dabei werden zur Kompression des Oberschenkels breitere Manschetten als üblich benötigt (17 cm). Mit entsprechend kleinen Manschetten ist ggf. auch eine Druckmessung an den Fingern möglich (s. auch Abb. 1).

2.1.3 Fehlerquellen

Prinzipiell erfaßt man mit der USD-Druckmessung immer den Blutdruck auf Höhe der Manschette. Um Fehlbeurteilungen durch periphere Arterienverschlüsse zu vermeiden, sollte die USD-Sonde immer möglichst unmittelbar distal der Blutdruckmanschette angesetzt und der Druck in der Manschette möglichst langsam abgelassen werden (2–3 mm Hg/s).

Bei Patienten mit Hypertonie können sich auch bei ausgeprägter Durchblutungsminderung peripher im Vergleich zu Normotonikern hohe Druckwerte finden, da trotz großem kollateralem Druckgradienten noch hohe periphere Drücke resultieren (Tabelle 2). Es sollte daher bei diesen Patienten nicht nur der Druckquotient, sondern immer auch der Druckgradient angegeben werden (s. auch Dokumentationsbogen im Anhang).

Bei schweren Gefäßverkalkungen (z. B. bei Patienten mit Hypertonie oder Mönckeberg-Mediaverkalkung bei Diabetikern) kann dieses Verfahren der peripheren Druckmessung versagen, da die Gefäße dann nicht mehr normal komprimierbar sind und sich falsch hohe, meist extreme Druckwerte ergeben. Eine einfache Röntgenaufnahme klärt oft den Sachverhalt. Eine systolische

Tabelle 2. Periphere Druckgradienten und -quotienten bei Normo- und Hypertonie und unterschiedlichen Schweregraden der peripheren AVK

	Systolischer Druck [mm Hg]		Gradient [mm Hg]	Quotient
	Arm	Fuß		
Normotonie	100	50	-50	0,5
Hypertonie	200	150	-50	0,7
Normotonie	150	50	-100	0,3
Hypertonie	200	100	-100	0,5

Tabelle 3. Fehlermöglichkeiten bei der Messung des Ruheblutdrucks mit Ultraschall-Doppler

Zu hoch[a]	Zu niedrig
- Blutdruck am Oberarm falsch zu niedrig (AVK der oberen Extremität beidseits) - Mediasklerose (Mönckeberg) - Hautsklerose - Beinödeme - Zu langsames Aufblasen der RR-Manschette - Stark angehobener Oberkörper - Manschette zu schmal (dicke Wade, Messung am Oberschenkel)	- Vorübergehendes Abrutschen der USD-Sonde beim Ablassen des Manschettendrucks - Abdrücken des Gefäßes mit der USD-Sonde oder durch Überstreckung des Fußes (A. dorsalis pedis) - Verschluß zwischen Manschette und Beschallungsstelle - Ganz randständige Beschallung des Gefäßes - Zu rasches Ablassen des Manschettendrucks - Zu kurze Ruhepause vor der Messung

[a] Fälschlich zu hohe Druckmessungen sind wesentlich häufiger! Druckmessung immer mehrfach wiederholen.

Druckdifferenz gegenüber der A. brachialis von über 40 mm Hg in den Knöchelarterien bedeutet, daß diese durch die Manschette nur ungenügend komprimiert werden infolge Ödems oder Mediasklerose. Bei der Mönckeberg-Mediasklerose beträgt die Druckdifferenz zwischen Knöchelarterien und Oberarm oft 80 mm Hg und mehr.

Auch verminderte Druckwerte an *beiden* Armen infolge von Oblite-
rationen der A.subclavia/axillaris beidseits führen zu Fehlbeurteilungen (Klärung ggf. durch Analyse des direktionalen Hämotachygramms, siehe 2.2.2).

Auch sollte der systolische Perfusionsdruck immer bei der Desuf-
flation der Manschette bestimmt werden, weil Verschlußdruck und
Wiedereröffnungsdruck einer Arterie eine gewisse Hysteresecha-
rakteristik mit einer Druckdifferenz von ca. $+10\ \text{mm Hg}$ aufweisen.

In Tabelle 3 sind die wichtigen und häufigen Fehlerquellen bei der
peripheren Druckmessung mit USD zusammengefaßt.

2.1.4 *Weitere Untersuchungsmöglichkeiten*

Die USD-Methode eignet sich gut zur Bestimmung niedriger
Druckwerte (der Variationskoeffizient der Messungen beträgt ca.
6%) und zeigt gute Übereinstimmung mit den simultan blutig
gemessenen Druckwerten (Korrelationskoeffizient $r > 0{,}95$). Auch
der Nachweis von arterieller Blutströmung in Digitalarterien
(Abb. 1) bis hin zur Druckmessung im Bereich der Finger ist in der
angegebenen Weise meist einfach und ermöglicht den Nachweis
und die Höhenlokalisation von peripheren Verschlüssen bei *akralen
Ischämiesyndromen* und die Unterscheidung von organischen Verschlüssen von der Vasospastik bei Morbus Raynaud (dabei üblicherweise im Anfall eine Restdurchblutung der A.ulnaris nachweisbar und Lösung der Spastik durch Nifedipin oder Nitropräparate).
Im übrigen können Verschlüsse aller Arterien nachgewiesen werden, die einer direkten Ortung mit der Doppler-Sonde zugänglich
sind.

Auch die orientierende Erkennung *turbulenter Strömung* im Bereich
von Wandauflagerungen und hinter Stenosierungen ist durch
dumpfes, abgebrochenes Rauschen oder Knarren möglich. Im
unmittelbaren *Stenosebereich* kommt durch die gemäß dem Ber-
noulli-Gesetz beschleunigte Blutströmung zum poststenotischen
Turbulenzgeräusch ein peitschenhiebähnlich zischendes, hochfre-
quentes Geräusch. Diese Charakteristika sind allerdings besser bei
der direktionalen Aufzeichnung beurteilbar.

2.1.5 Bedeutung der nicht-direktionalen peripheren Blutdruckmessung mit USD

Mit der einfachen, kostengünstigen, nichtdirektionalen USD-Untersuchung können exakte Druckwerte in den *einzelnen* Extremitätenarterien gewonnen werden; damit können Ausmaß und Schweregrad einer AVK genau beurteilt und den einzelnen Arterien und betroffenen Etagen zugeordnet werden. Die Bestimmung des peripheren systolischen Blutdrucks ist vorerst die einzige wirklich *quantitative* Messung mit der USD-Methode mit kontinuierlicher US-Aussendung (cw-Doppler).

2.2 Untersuchung des arteriellen Systems mit direktionalen USD-Geräten
(mit Aufzeichnung der Blutstromgeschwindigkeitskurven)

Mit den aufwendigeren, Richtung und Frequenz diskriminierenden USD-Geräten mit der Möglichkeit zur Aufzeichnung des von der Blutstromgeschwindigkeit abhängigen Doppler-Signals können allgemein Blutströmungsrichtungs- und -geschwindigkeitsänderungen (Hämotachygramm) registriert und im Seitenvergleich und auch gegenüber einer Eichzacke verglichen werden (s. Abb. 5).

2.2.1 Diagnostische Möglichkeiten

Damit können unter anderem typische poststenotische, z.T. auch prästenotische und ggf. intrastenotische Veränderungen des Hämotachygramms peripherer Arterien, Carotis-communis-Stenosen, Carotis-interna- und -externa-Stenosen und -Verschlüsse und Subclavia-Anzapfsyndrome erkannt, registriert und beurteilt werden (vergl. Abb. 8 und 9). Durch simultane Aufzeichnung des EKGs oder eines Phonokardiogramms (Aortenklappenschluß) ist eine exakte zeitliche Zuordnung des Hämotachygramms (z.B. Verspätung des systolischen Gipfels im Seitenvergleich, s. Abb. 18) und die Bestimmung von relativen Pulswellenlaufzeiten möglich.

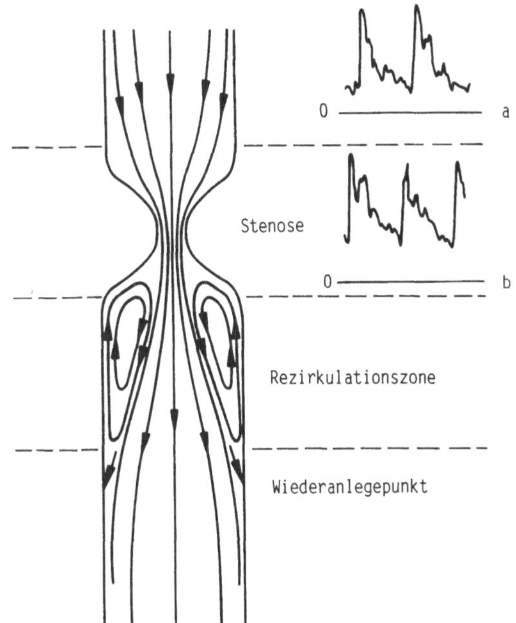

Abb. 8. a Doppler-Kurve der A. carotis communis, weit prästenotisch abgeleitet (freigelegte A. carotis beim Miniaturschwein).   **b** Intrastenotische
Kurve an der gleichen A. carotis (Silberclipstenose; Doppler-Sonde in den
Stenosebereich gerichtet); Zunahme der Strömungsgeschwindigkeit im Stenosebereich: etwa 50%ige Stenose. (Aus [8])

2.2.2 Untersuchung direkt beschallbarer großer Arterien bei AVK

Wenn auch die periphere Druckmessung für die Diagnostik in der
Praxis bereits wertvolle Aussagen liefert, können durch die direktionale Untersuchung dennoch wichtige zusätzliche Informationen
gewonnen werden. Einschränkend muß allerdings hinzugefügt werden, daß eine exakte Ableitung dieser Kurven im optimalen Winkel
und ohne venöse Überlagerungen mitunter schwierig ist.
Die über den großen Arterien - z. B. A. carotis communis und
A. carotis interna (dorso-lateral oben am Hals) und externa (ventro-
medial), A. subclavia/axillaris, A. femoralis und A. poplitea - aufge-
zeichneten Hämotachygramme können typische Aufschlüsse über

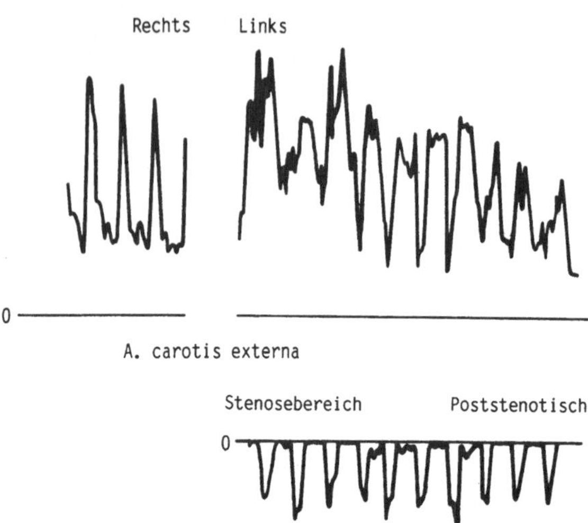

Abb. 9. 55jähriger Patient mit höhergradiger Carotis-externa-Abgangsstenose links (über 70%ig) mit deutlicher Zunahme der mittleren Strömungsgeschwindigkeit im Stenosebereich und erheblichen Turbulenzen mit entsprechenden Rückflußanteilen, auch poststenotisch. (Nach [8])

Gefäßveränderungen geben (Abb. 5): Auf das dumpfe, diskontinuierliche Rauschen im Bereich turbulenter Strömung und das peitschenhiebähnliche, sehr hochfrequente Zischen im Stenosebereich (Abb. 8 und 9) wurde bereits hingewiesen. Die Geschwindigkeitszunahme des Blutflusses im Stenosebereich ist dem Stenosegrad proportional (Abb. 8). Unmittelbar poststenotisch kann es durch Wirbelbildung in der Systole randständig vorübergehend zur Rückwärtsströmung des Bluts kommen (wie bei Staustufen in Flüssen); ausreichend weit distal der Stenose läßt sich - abhängig vom Stenosegrad - ein verzögerter systolischer Geschwindigkeitsanstieg und verspäteter systolischer Gipfel nachweisen (Seitenvergleich mit zusätzlicher EKG-Registrierung). Diese Zeichen dienen vor allem zum Nachweis von Stenosen der hirnversorgenden Arterien im Halsbereich bei der direkten Beschallung, z. B. von Carotis-interna-Abgangsstenosen. Die direkte Beschallung von Stenosen extremitätenversorgender Arterien ist nur selten in dieser Weise möglich.

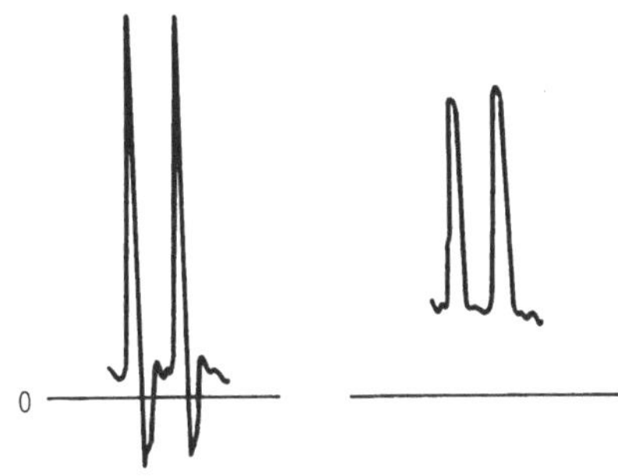

Abb. 10. *Links:* Normale Doppler-Kurve der A. femoralis; *rechts:* Kurve der A. femoralis bei hochgradiger Stenose der A. iliaca externa (etwa 90%ig). (Aus [8])

Die diastolischen Strömungsgeschwindigkeiten und Stromrichtungsänderungen hängen unter anderem vom *peripheren Gefäßwiderstand* ab. Arterien mit nachgeschaltetem hohem muskulärem Gefäßwiderstand – das heißt alle Extremitätenarterien und andeutungsweise auch die A. carotis externa – zeigen in der frühen Diastole eine starke Strömungsverlangsamung bzw. eine kurzfristige Strömungsumkehr („Dip") (Abb. 5) und dann ein Oszillieren um die Nullinie (die orthograd treibende Kraft des aortalen Windkessels reicht nicht, um den hohen peripheren Widerstand dieser Arterien global zu überwinden). Da dieser frühdiastolische Dip u. a. vom normalen peripheren Gefäßwandtonus abhängt (Hochwiderstandstyp), verschwindet er bei maximaler peripherer Weitstellung z. B. infolge reaktiver Hyperämie oder auch infolge poststenotischer Minderdurchblutung (Niederwiderstandstyp) (Abb. 10 und 25). Mit zunehmender proximaler Stenosierung rutscht zunächst der Dip über die Null-Linie; gleichzeitig steigt die mittlere diastolische Strömungsgeschwindigkeit an (anhaltend hohes Druckgefälle über die Stenose hinweg auch in der Diastole mit permanenter systolisch-diastolischer Strömung) (Abb. 10), um bei sehr hochgradigen Stenosen insgesamt wieder abzusinken. Außerdem nehmen der systolische Spitzenfluß und die systolische Anstiegssteilheit fortschreitend ab im Gegensatz zu Zuständen mit Hyperzirkulation (Abb. 10 und 25). Anhand dieser Veränderungen lassen sich hämodynamisch bedeutsame Stenosen im Becken- und Schultergürtelbereich durch

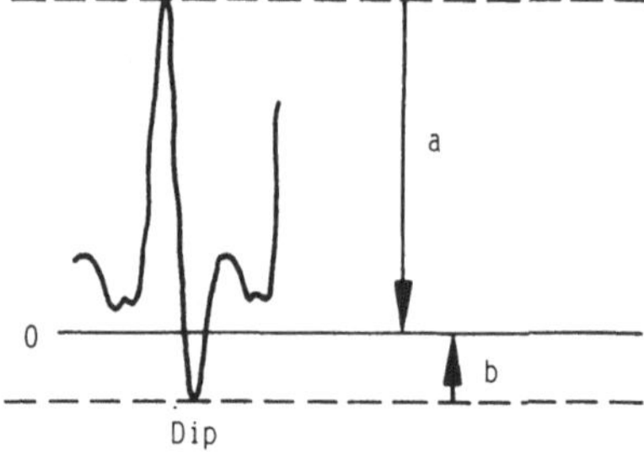

Abb. 11. Pulsatilitätsindex
PI = (Amplitude a +
Amplitude b): mittlere
Blutströmungsgeschwindig-
keit über die gesamte Herz-
aktion. (Aus [8])

Tabelle 4. Arterielle Ultraschall-Doppler-Diagnostik

Akustisches Doppler-Signal	Beurteilung	Interpretation
Hoch, laut, zischend; im Rhythmus der Herzaktion systolisch rasch ansteigend	Normales arterielles Signal	Arterie offen; Passage frei
Rauh, leise, undeutlicher als normal; systolisch langsamer ansteigend	Verminderte, verlangsamte Strömung, Turbulenzen	Strombahnhindernis, periphere Widerstandserhöhung a) Wandveränderungen (Plaque, Stenose, Verschluß) b) funktionelle Vasokonstriktion, Spasmen c) Strömungsverlangsamung (schwere Herzinsuffizienz, Schock)
Kein Signal	Stummes Segment	Kompletter, dekompensierter Arterienverschluß (meist akut)
Höher, stärker als normal (peitschenhiebartig)	Stark beschleunigte Blutströmung	a) HMV gesteigert (Streß, Hyperthyreose, hyperkinetisches Herzsyndrom, Aorteninsuffizienz) b) Stromzeitvolumen lokal gesteigert (a.v.-Fistel, Anzapfsyndrom) c) im Stenosebereich

Untersuchung der A. femoralis bzw. A. axillaris/brachialis mit hoher Zuverlässigkeit nachweisen und grob quantitativ beurteilen [8], die Diagnostik also um eine Etage nach proximal ausweiten.

Ein *spezielles Auswertungsverfahren* ist die Bestimmung des *Pulsatilitätsindex* (PI) (nach Gosling). Der PI ist der mittlere Quotient aus (Amplitude a + Amplitude b) : mittlerer Blutstromgeschwindigkeit über die gesamte Herzaktion (Abb. 11).[1] Er läßt sich v. a. an der A. femoralis gut bestimmen; dort beträgt er normalerweise über 4,5. Der PI ermöglicht eine semiquantitative Analyse von Hämotachygrammen, da er von der Sondenwinkelstellung unabhängig ist. Er bietet die Möglichkeit der Unterscheidung von Stenosen und Verschlüssen und zur Erfolgsbeurteilung von gefäßchirurgischen Maßnahmen.

In Tabelle 4 und 5 sind Kriterien zur arteriellen USD-Diagnostik und zur qualitativen Beurteilung eines arteriellen Hämotachygramms zusammengefaßt.

Tabelle 5. Qualitative Beurteilung einer arteriellen Doppler-Kurve

1. Pulsatilitätsverlust weist auf Erkrankungsprozeß proximal der Ableitungsstelle
2. Eine proximale Stenose verringert die systolische Amplitude, verlängert die Dauer des systolischen Vorwärtsflusses und dämpft diastolische Oszillationen
3. Direkt über einer Stenose hoher systolischer Gipfel mit breiter systolischer Pulskurve
4. Gedämpfte diastolische Oszillationen deuten verminderte Gefäßelastizität, proximale Stenosen oder niedrigen peripheren Widerstand an
5. Niedrige diastolische Geschwindigkeiten zeigen hohen peripheren Widerstand, hohen venösen Druck oder Vasokonstriktion an
6. Hohe diastolische Geschwindigkeit zeigt niedrigen peripheren Widerstand oder Vasodilatation an

---

[1] In der Literatur sind verschiedene Formeln zur Berechnung eines PI angegeben; spezielle Vorteile einer bestimmten Berechnungsart konnten wir bisher nicht feststellen.

USD-Suchprogramm (Screening) bei Patienten mit Verdacht auf eine periphere AVK

- Proximales HTG und Knöchelarteriendrücke in Ruhe im Vergleich zum Oberarmdruck
- Segmentale Extremitätenarteriendrücke
- Gegebenenfalls Belastungs- oder Postischämietest (Hyperämietest)

2.3 Untersuchung des Karotisstromgebiets mit direktionalen USD-Geräten

2.3.1 Direkte Untersuchung am Hals

Auf die typischen Befunde bei direkter Beschallung der A. carotis communis und ihrer Äste wurde bereits hingewiesen; besonders wichtig dabei ist der Nachweis einer Abgangsstenose der A. carotis interna (vgl. Abb. 9). Stenosen unter 30% (zur Einteilung der Stenosegrade s. Tabelle 6) sind Doppler-sonographisch nicht erfaßbar. Zur Abschätzung des Grades einer Stenose im Karotisgebiet bei der direkten Beschallung gelten folgende Kriterien:

- *Stenosierung etwa 30–40%:* Meist nicht auskultierbar; geringe, aber charakteristische *Verschärfung* des USD-Signals; bei der

Tabelle 6. Stenosegradeinteilung bei zerebraler AVK

Stufe	Stenosegrad	Morphologische Beschreibung	Hämodynamische Bedeutung
0	– Normalbefund –		
I	≤ 15%	Geringfügig	Ohne Bedeutung
II	16–49%	Bis mittelgradig	Gering
III	50–79%	Bis hochgradig	Mittel
IV	80–99%	Bis höchstgradig	Ausgeprägt
V	– Verschluß –		

Aufzeichnung findet sich eine entsprechende Zunahme vor allem der systolischen Spitzengeschwindigkeit (Plaque am Abgang).

- *Stenosierung um 50%:* Oft auskultierbar; deutliche systolisch-diastolische Geschwindigkeitszunahme mit Abgrenzbarkeit der Stenose, poststenotisch noch unveränderter Fluß, Turbulenzen möglich.
- *Stenosierung um 70%:* Üblicherweise auskultierbar; hohe systolisch-diastolische Strömungsgeschwindigkeit in der Stenose mit Verbreiterung und Verplumpung des systolischen Anteils (verzischend), poststenotischer Flußabnahme, deutlichen Turbulenzen mit unmittelbar poststenotisch oft ausgeprägten (systolischen) Rückflußanteilen; Amplitude über der ipsilateralen A. ophthalmica/supratrochlearis und supraorbitalis ggf. um mehr als 40-50% reduziert.
- *Stenosierung um 90%:* Meist, aber nicht immer auskultierbar; verzischende systolisch-diastolische Geschwindigkeitszunahme in der Stenose, Turbulenzen, evtl. poststenotische Dilatation, deutliche periphere poststenotische Flußabnahme; Abnahme der diastolischen Geschwindigkeit in der A. carotis communis, Null-Strömung bis Strömungsumkehr in der A. ophthalmica/supratrochlearis und supraorbitalis; oft gewisse (kompensatorische?) Flußzunahme in der A. carotis externa.

Zur sicheren Abgrenzung der A. carotis externa von der A. carotis interna sollte grundsätzlich ein Externa-Ast, z. B. die A. temporalis superficialis, wiederholt kurz komprimiert werden, was zu entsprechenden Flußänderungen in der proximalen A. carotis externa führt.

Ein Absinken des D-Werts (mittlere diastolische Amplitude) im Hämotachygramm der A. carotis communis (vgl. Abb. 5) weist als wichtiges indirektes Kriterium auf eine hämodynamisch bedeutsame Stenose der A. carotis interna hin und gehört bei deutlicher Ausprägung zu den „harten Kriterien" bei der USD-Untersuchung der hirnversorgenden Arterien (Abb. 12 und 13). Ein D-Wert nahe Null deutet auf einen Verschluß der A. carotis interna (Hochwiderstandstyp) hin (Abb. 12). Damit sind eventuell auch stenosierende, obliterierende Prozesse distal des A.-ophthalmica-Abgangs feststellbar. Derartige supraklinoidale Strombahnhindernisse der A. carotis

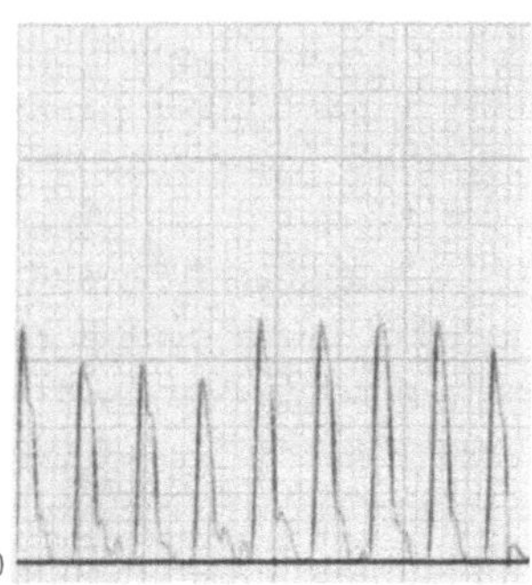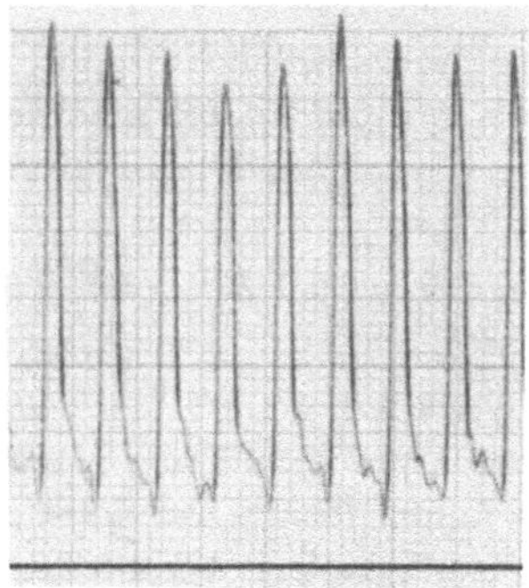

Abb. 12. HTG der A. carotis communis bei Verschluß der A. carotis interna rechts; links: Normalbefund. (Nach [8])

interna können zusätzlich zu einer Blutumverteilung mit Mehr-durchblutung der A. ophthalmica führen, was sich an einer Strö-mungsbeschleunigung in der gleichseitigen A. supratrochlearis erkennen läßt (Abb. 13). Ein Verschluß der A. carotis externa führt zu einer vorwiegend systolischen Geschwindigkeitsabnahme in der gleichseitigen A. carotis communis [8].

2.3.2 Indirekte orbitale Untersuchung

Hämodynamische Grundlagen

Arteria supratrochlearis und supraorbitalis sind die frontoorbitalen Endäste der A. ophthalmica aus der A. carotis interna. Die A. supra-trochlearis ist weitgehend konstant und isoliert am medialen Augenwinkel auffindbar und anastomosiert intensiv mit Endästen der gleich- und gegenseitigen A. carotis externa (Abb. 14). Bei hämodynamisch stark wirksamen Carotis-interna-Stenosen kann es zur Stromrichtungsumkehr in der gleichseitigen A. ophthalmica/ A. supratrochlearis und A. supraorbitalis infolge Kollateralisation über das Stromgebiet der A. carotis externa kommen (Abb. 14). Physiologischerweise weist die Stromrichtung immer nach außen auf die paranasal über dem inneren Augenwinkel aufgesetzte

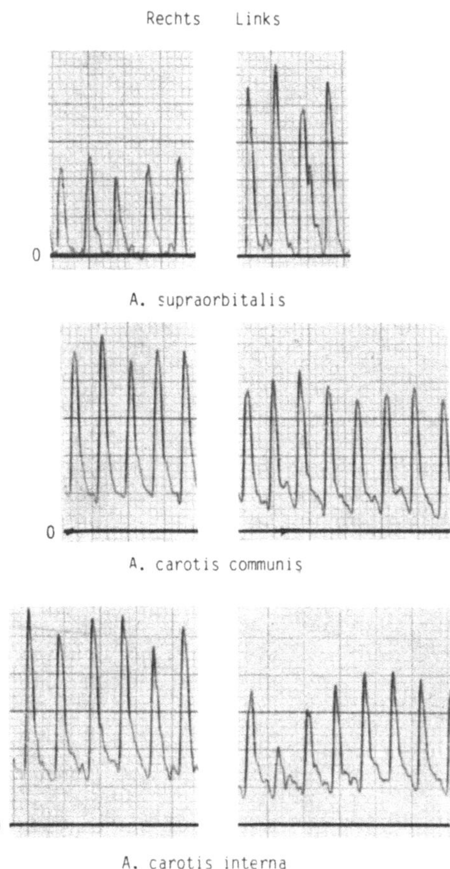

Abb. 13. Ultraschall-Doppler-Befund bei supraklinoidalem Strombahnhindernis im Carotis-interna-Gebiet links (Verschluß der A. cerebri media links). 79jähriger Patient mit flüchtiger Hemiparese rechts vor 2 Monaten

Doppler-Sonde zu (Abb. 14–16), da der Druck im Carotis-interna-Stromgebiet hier höher ist als im Externa-Gebiet („Wasserscheide" extrakraniell gelegen). Allerdings können verschiedene physiologische und pathophysiologische Einwirkungen den Druck und Fluß in A. supratrochlearis/supraorbitalis beeinflussen (Tabelle 7).

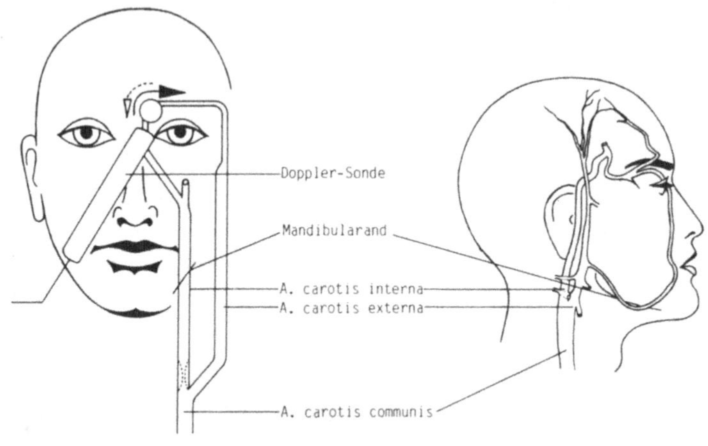

Abb. 14. Schematische Darstellung der Untersuchung der A. supratrochlearis zum Nachweis hämodynamisch wirksamer Strombahnhindernisse der A. carotis interna. (Aus [8])

Abb. 15 s. S. 29

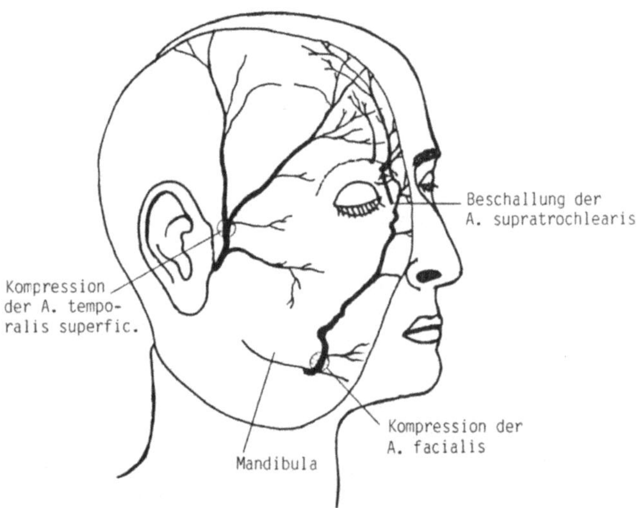

Abb. 16. Anastomosen der A. supratrochlearis und supraorbitalis mit Ästen der A. carotis externa mit den zugehörigen Kompressionspunkten. (Nach [8])

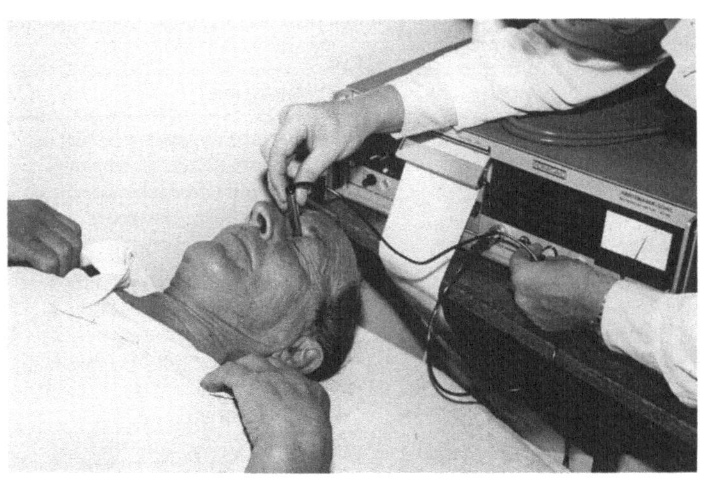

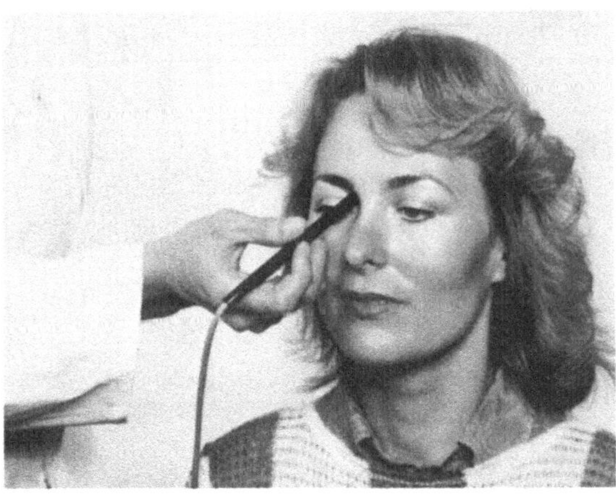

Abb. 15. Untersuchung der A. supratrochlearis mit der direktionalen USD-Sonde. *Oben:* im Liegen (aus [8]) und *unten:* im Sitzen (aus Firmenprospekt, Fa. SMS, Solingen)

Tabelle 7. Physiologische und pathologische Einwirkungen auf Druck und Fluß in der A. supratrochlearis/supraorbitalis

Erhöhung	Erniedrigung
– Dilatation der vorgeschalteten Strombahn	– Strombahnhindernis in der vorgeschalteten Strombahn (z. B. infraklinoidale oder Interna-Abgangsstenose; Vasokonstriktion)
– Widerstandserhöhung im Interna-Stromgebiet distal des Ophthalmica-Abgangs (supra-klinoidales Strombahnhindernis; Vasokonstriktion; Viskositäts-steigerung)	– Widerstandsverminderung im Interna-Stromgebiet distal des Ophthalmica-Abgangs (a.v.-Kurzschluß, Anzapfphäno-men; Vasodilatation; Viskositäts-verminderung)
– Druckabnahme im Externa-Stromgebiet (proximales Externa-Strombahnhindernis; Vasokon-striktion)	– Drucksteigerung im Externa-Stromgebiet (Vasodilatation)

Die A. supratrochlearis ist eine Art extrakranielles Fenster für das Carotis-interna-Stromgebiet. Durch Kompression verschiedener Carotis-externa-Äste, ggf. auch kontralateral wegen der vielfältigen Anastomosen zur Gegenseite, kann die Aussage dieser Untersuchung noch deutlich gesteigert werden (Abb. 16).

Doppler-Befunde an A. supratrochlearis und A. supraorbitalis

Die Aa. supratrochlearis und supraorbitalis können im Seitenvergleich wechselnd eine unterschiedlich starke orthograde Strömung aufweisen; in diesem Fall ist die Beschallung *beider* Arterien erforderlich (Abb. 17). Überhaupt zeigt die A. supraorbitalis häufig erhebliche Seitenvariationen; sie spricht aber oft sehr deutlich auf die Kompressionstests speziell der A. temporalis superficialis (wegen intensiver Anastomosen) an. Bei der direktionalen USD-Untersuchung der A. supratrochlearis ist ein normaler Befund – d. h. orthograde Stromrichtung; ausreichend hohe, seitengleiche Amplituden; normale Kurvenform – in rund 85-90% der Fälle

rechts

links

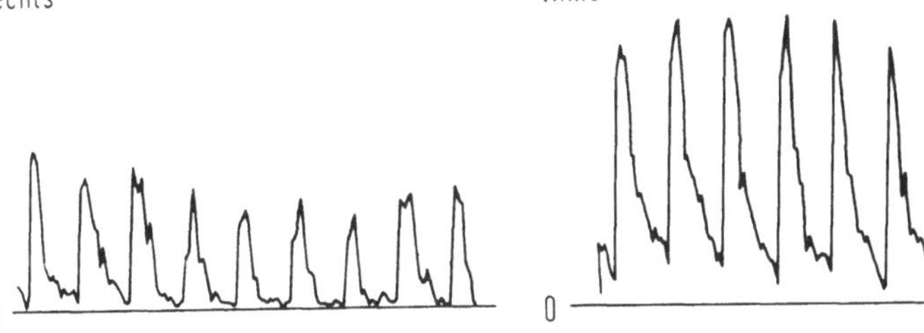

A.supratrochlearis

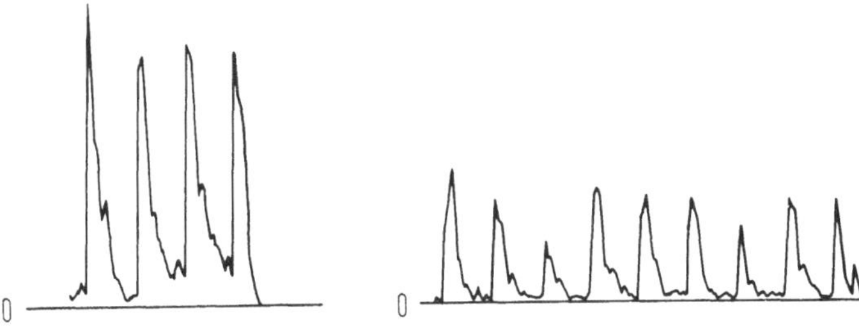

A. supraorbitalis

Abb. 17. Seitenvertauscht starke orthograde Strömung in der A. supratrochlearis und A. supraorbitalis (Normalbefund bei 56jährigem Mann). (Nach
[8])

richtig, in rund 10–15% falsch-negativ.[2] Fast 90% der pathologischen Doppler-Befunde entsprechen im Angiogramm Verschlüssen
bzw. Stenosen. Selbstverständlich lassen sich nur hämodynamisch
wirksame, also höhergradige Stenosen (über 50%ig) nachweisen.
Die Untersuchung zeigt also eine relativ hohe Sensitivität (Relation
der richtigen Diagnosen) bei mäßiger Spezifität (Relation der richtig erkannten Normalbefunde).
Die Unterscheidung zwischen Stenose und Verschluß ist durch
Beschallung allein der A.supratrochlearis/supraorbitalis ohne

---

[2] Alle Prozentangaben sind Näherungswerte, die auf der Zusammenfassung
verschiedener Studien in der Literatur und auf eigenen Untersuchungen
beruhen.

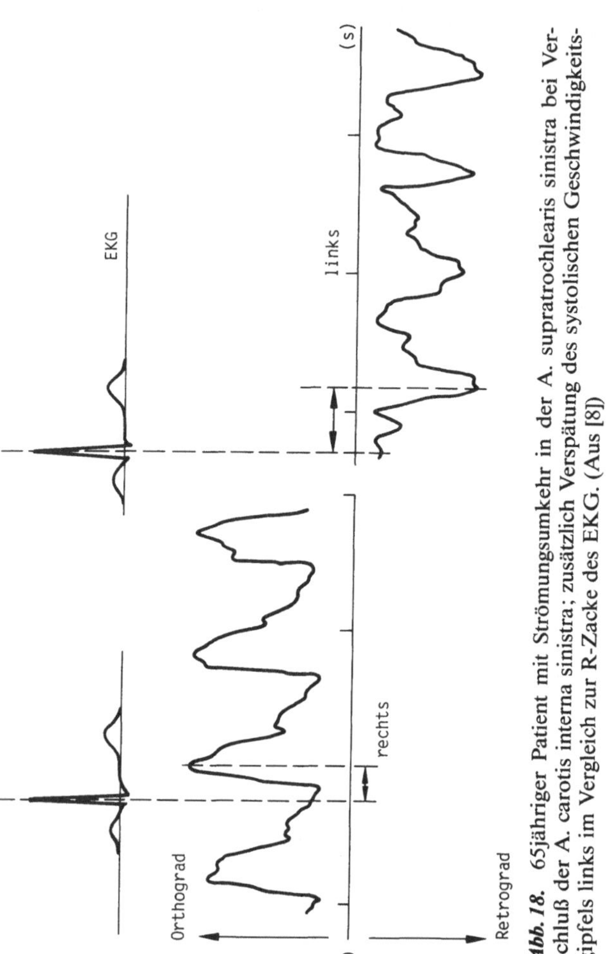

Abb. 18. 65jähriger Patient mit Strömungsumkehr in der A. supratrochlearis sinistra bei Verschluß der A. carotis interna sinistra; zusätzlich Verspätung des systolischen Geschwindigkeitsgipfels links im Vergleich zur R-Zacke des EKG. (Aus [8])

zusätzliche Untersuchung der Karotiden nicht möglich (Stenose: ggf. Operationsindikation; Verschluß: üblicherweise keine Operationsindikation, aber eingeschränkte Prognose).

Bezüglich der pathologischen Durchströmung der A. supratrochlearis sind alle Übergänge möglich: Verminderung der orthograden Durchströmung, Ausbildung eines Druckgleichgewichts ohne nach-

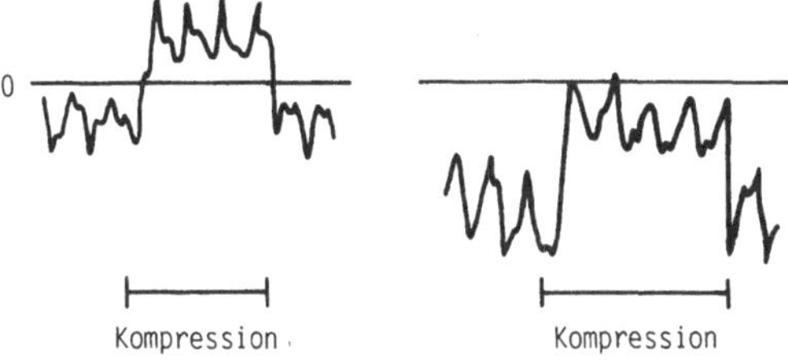

Abb. 19. *Links:* Pathologisches HTG der A. supratrochlearis mit retrograder Durchströmung, die sich bei Kompression der A. temporalis superficialis und facialis umkehrt. *Rechts:* Stromumkehr in der A. supratrochlearis bei Verschluß der A. carotis interna; bei ungenügender Kompression kommt es nur zu einer Verminderung der retrograden Durchströmung. (Nach [8])

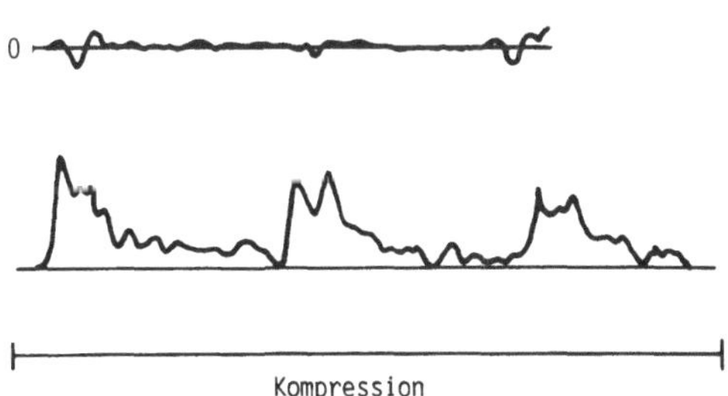

Abb. 20. *Oben:* HTG der A. supratrochlearis bei „Null-Durchströmung". *Unten:* Kurve der gleichen A. supratrochlearis bei Kompression der A. facialis: orthograde Durchströmung. (Papiervorschub 25 mm/s)

weisbaren Blutfluß oder retrograde Durchströmung. Gegebenenfalls kann die simultane EKG-Registrierung die zuverlässige Zuordnung erleichtern (Abb. 18). Eine retrograde Durchströmung der A. supratrochlearis mit hoher diastolischer Strömungsgeschwindigkeit, d. h. über ein Drittel der Gesamtamplitude, spricht mehr für einen Verschluß der A. carotis interna (Abb. 19).

Das Kriterium „Strömungsumkehr" erlaubt mit 98%iger Sicherheit die Erkennung einer Stenose oder eines Verschlusses der A. carotis interna. Es gehört zu den „harten Kriterien" bei der USD-Diagnostik von zerebralen Durchblutungsstörungen (Abb. 19).

Bei Null-Durchströmung kann eine hämodynamisch wirksame Strömungsbehinderung mit über 80%iger Zuverlässigkeit diagnostiziert werden, wenn Kompressionstests durchgeführt wurden (Abb. 20).

Eine einseitige Amplitudenverminderung ist - optimale Untersuchungstechnik vorausgesetzt - nur verwertbar, wenn sie ausgeprägt ist, d. h. über 40% gegenüber der Gegenseite beträgt. Dann ist auch sie Hinweis für ein Strombahnhindernis im Interna-Bereich; dabei sind die Kompressionstests besonders wichtig (diagnostische Trefferquote über 70%).

Kompressionstests (Abb. 16, 19 und 20)

Digital komprimiert werden A. temporalis superficialis (über dem Jochbein am oberen Ohrmuschelansatz) und A. facialis (am Mandibularand) einzeln und kombiniert und ggf. kontralateral (Abb. 16); Kompressionsdauer ggf. mindestens 10 Herzaktionen (mitunter ist eine Hilfsperson nützlich). Dadurch wird der Druck im nachgeschalteten Externa-Stromgebiet vermindert und die Kollateralversorgung aus dem Externa-Stromgebiet herabgesetzt oder unterbrochen, was ggf. zu einer orthograden Durchströmung oder deutlichen orthograden Mehrdurchströmung der A. supratrochlearis und supraorbitalis führt (Abb. 19 und 20). Eine orthograde Mehrdurchströmung tritt in geringem Maße als symmetrischer Befund meist auch beim Gesunden auf.

Diese orthograde Durchströmung bei Kompression von Ästen der A. carotis externa erleichtert auch das Auffinden der A. supratrochlearis bei „Null-Durchströmung" (Abb. 20).

Ausnahmsweise kann auch die *Kompression der A. carotis communis* diagnostisch hilfreich sein - diese jedoch nur ganz proximal, kurzfristig und unter *Reanimationsbereitschaft:* Bei Verschluß der A. carotis interna kann selten eine so gute Kollateralversorgung über den Ramus communicans anterior durch die kontralaterale A. carotis communis/interna vorliegen, daß erst nach deren Kompression ein Druckabfall in der gegenseitigen A. ophthalmica mit Shuntumkehr nachweisbar wird [8].

Entsprechend ist auch eine Funktionsprüfung des Ramus communicans anterior möglich. Die Kompression einer A. carotis communis führt bei ausreichender Funktion dieser Verbindung zu einer kompensatorischen Flußsteigerung in der A. carotis communis und interna der Gegenseite, was sich zusätzlich an einer Amplitudenzunahme im Hämotachygramm der zugehörigen A. supratrochlearis nachweisen läßt. (In etwa der Hälfte der Fälle ist der Circulus arteriosus Willisii streckenweise nicht voll funktionsfähig.)

2.3.3 Untersuchung der A. vertebralis

Die A. vertebralis ist oft unterhalb des Processus mastoideus der USD-Untersuchung zugänglich. Die Sonde zielt dabei etwa in Richtung gegenüberliegendes Ohr bis Auge. Wegen des S-förmigen Verlaufs der A. vertebralis (Atlasschlinge) in diesem Bereich ist keine sichere Aussage über die Stromrichtung möglich; aber ein Verschluß, eine induzierte Stromrichtungsänderung oder eine stark veränderte Frequenzmodulation ist nachweisbar. Dagegen kann die Strömungsrichtung bei Beschallung im lateralen Halsdreieck - speziell bei Stromrichtungsumkehr - meist festgestellt und damit z. B. ein Subklavia-Anzapfsyndrom erkannt werden (dies wäre auch bei transoraler Beschallung im Mesopharynxbereich zuverlässig möglich). Auch eine einseitig beschleunigte Strömung kann unter Umständen erkannt werden, wenn die A. vertebralis selten einmal Kollateralgefäß für eine verschlossene A. carotis interna ist; dabei kann der Befund an der A. supratrochlearis dann normal sein (!).
Schwierigkeiten kann die sichere Abgrenzung von der A. carotis communis (und vom Truncus thyreocervicalis) im lateralen Halsdreieck bereiten, was ggf. durch kurzfristige Kompression der A. carotis oder durch Beklopfen der Vertebralisschleife subokzipital weiter abzuklären ist.
Die diagnostische Treffsicherheit der USD-Untersuchung der A. vertebralis erreicht je nach Befund bis zu etwa 80%. Der Seitenvergleich ist dabei immer sehr wichtig; allerdings gibt es nicht selten anlagemäßig Seitenvariationen bis zur Aplasie. Bei der alleini-

gen subokzipitalen Beschallung ist grundsätzlich nicht zwischen Stenose und Hypoplasie zu unterscheiden; öfters gelingt dies bei zusätzlicher proximaler Beschallung im lateralen Halsdreieck (bei Hypoplasie[3] identischer Befund proximal und subokzipital) [8]. Es kann gelegentlich vorkommen, daß die Reichweite der 4-MHz-Dopplersonde (ca. 8 cm) zur subokzipitalen Beschallung der A. vertebralis nicht ausreicht.

2.3.4 Zusammenfassung

Abbildung 21 gibt Befunde und Diagnosen im Bereich der hirnversorgenden Arterien wieder, die mit der USD-Untersuchung erkennbar oder weiter abklärbar sind.

Das komplette *neurologisch-angiologische Untersuchungsprogramm des Carotisstromgebiets* umfaßt folgende Untersuchungen:

- Beidseitige RR-Messung;
- Gefäßpalpation und -auskultation;
- *Ultraschall-Doppler-Untersuchung:* direkte Beschallung mit Aufzeichnung (instante Summenkurve; Trendkurve = gemittelte Summenkurve) mit Seitenvergleich, nach Möglichkeit zusätzlich mit EKG (poststenotische Verspätung des systolischen Gipfels) von folgenden Gefäßen:
  A. carotis communis,
  A. carotis interna,
  A. carotis externa,
  A. vertebralis,
  A. subclavia,
  A. supratrochlearis,
  A. supraorbitalis;

---

[3] Befund: deutliche Strömungsverlangsamung in dem hypoplastischen Gefäß. Nach dem Hagen-Poiseuille-Gesetz ist die Strömungsgeschwindigkeit dem Quadrat des Gefäßradius proportional, wenn alle übrigen Größen konstant gehalten werden

$$\left(V = \frac{Q}{r^2 \pi} = \frac{r^2 \cdot \Delta P}{8 \cdot 1 \cdot \eta} \right).$$

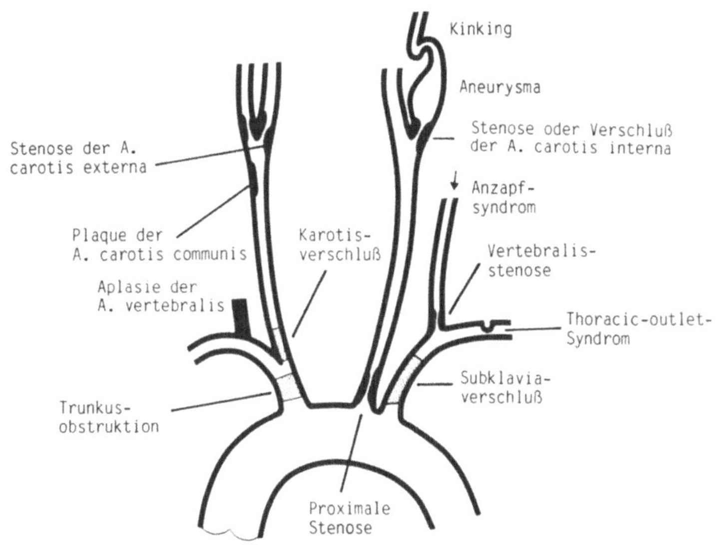

Abb. 21. Befunde und Diagnosen im Bereich der Aortenbogenäste, die mit USD erkennbar oder weiter abklärbar sind

- Kompressionstests:
  A. temporalis superficialis und A. facialis (ggf. simultan und beidseitig), evtl. A. carotis communis (*Vorsicht:* Reanimationsbereitschaft!).

Dieses Programm sollte immer vor einer A.-temporalis-Biopsie durchgeführt werden um auszuschließen, daß dieses Gefäß wichtiges Kollateralgefäß für eine stenosierte bzw. obliterierte A. carotis interna ist; auch kann mit USD die optimale Biopsiestelle festgelegt werden.

Bei normalem USD-Befund ist eine Angiographie immer dann indiziert, wenn klinisch weiterhin der Verdacht auf ein Strombahnhindernis im Carotis-interna-Bereich besteht! (Transitorische ischämische Attacken beruhen häufig auf hämodynamisch gering wirksamen, ulzerierten Läsionen.) Andererseits wird von unserer Arbeitsgruppe der Befund einer digitalen Subtraktionsangiographie (DSA) nur akzeptiert, wenn Kongruenz mit dem USD-Befund besteht. Als ergänzende Untersuchung setzen wir heute zuerst die *Duplexsonographie* ein [8].

Ein allgemein-angiologisches *Minimalprogramm* zur orientierenden Untersuchung des Karotisstromgebietes besteht aus:

- beidseitiger Blutdruckmessung,
- Gefäßpalpation und -auskultation,
- „indirekter orbitaler" USD-Untersuchung (A. supratrochlearis, ggf. auch A. supraorbitalis),
- direkter Beschallung der A. carotis communis mit Aufzeichnung der HTG im Seitenvergleich.

Das *Untersuchungsprogramm bei Verdacht auf Subclavia-Anzapfsyndrom* besteht aus:

- Beidseitige RR-Messung (deutliche Seitendifferenz);
- Gefäßpalpation und -auskultation;
- *Ultraschall-Doppler-Untersuchung:*
  • Nachweis eines proximalen Subklavia-Strombahnhindernisses (üblicherweise links),
  • Nachweis einer Strömung in der distalen A. subclavia mit typisch verändertem Kurvenbild (Verlust des frühdiastolischen Dips u. a.),
  • Strömungsumkehr in der gleichseitigen A. vertebralis mit deutlicher Verminderung der retrograden Strömung bei Kompression der gleichseitigen A. brachialis (z. B. mit RR-Manschette) bzw. während Faustschlusses und Zunahme bei reaktiver Hyperämie in dem betreffenden Arm, z. B. nach Arbeit (Faustschlußübungen).

Die Sensitivität der „kombinierten USD-Untersuchung" (direkte plus indirekt-orbitale Beschallung) liegt in der eigenen Arbeitsgruppe um 92%, die Spezifität um 97%. Dies stimmt mit Angaben der Literatur überein: Sensitivität zwischen 85 und 99%, Spezifität zwischen 89 und 100% (s. auch [11]).

Der Voraussagewert („predictive value") des pathologischen USD-Befundes wird mit 98% (d. h. von 100 pathologischen Dopplerbefunden sind 98 zutreffend), der des normalen USD-Befundes mit 85% angegeben [11].

3 Untersuchung des venösen Systems

Da der Ausschluß oder Nachweis einer tiefen Venenthrombose die bedeutsamste Fragestellung an die USD-Untersuchung des Venensystems darstellt, sei die entsprechende Untersuchungstechnik an den Anfang gestellt; dies auch, da bei entsprechendem Verdacht die Untersuchungsreihenfolge mit Beginn auf der symptomatischen Seite zwingend vorgegeben ist.

3.1 Allgemeines

Da die USD-Untersuchung der Venen nichtinvasiv und vom Aufwand her – gemessen an der diagnostischen Aussagekraft – gut vertretbar ist, kann sie auch zur Venendiagnostik in der allgemeinärztlichen und internistischen Praxis uneingeschränkt empfohlen werden. Die Risikolosigkeit hat den weiteren Vorteil, daß diese Untersuchung zur Überwachung thrombosegefährdeter Patienten, auch in der Schwangerschaft, ggf. wiederholt eingesetzt werden kann.

Beurteilt werden können die V.iliaca externa mit dem Abstromgebiet über V.iliaca communis und V.cava inferior, V.femoralis (V.femoralis communis und V.femoralis superficialis), V.saphena magna und parva, V.poplitea und Vv.tibiales posteriores, weitere Unterschenkelvenen und entsprechende Venen am Arm und Schultergürtel. Beurteilungskriterien sind fehlender venöser Fluß oder pathologisches Strömungsverhalten. Der Seitenvergleich ist immer heranzuziehen, da die intraindividuellen Seitenunterschiede normalerweise gering sind, die interindividuellen Unterschiede dagegen groß sein können.

Der Verschluß einer großen, oberflächennahen Vene, z.B. der
V. femoralis in der Leistenbeuge, kann bereits mit den einfachen,
nichtdirektionalen Geräten (s. Abb.1) zuverlässig nachgewiesen
werden, während für jede weiterreichende Venendiagnostik die aufwendigeren, Blutstromrichtung und -geschwindigkeit anzeigenden
Geräte mit der Möglichkeit zur Aufzeichnung (s. Abb.2) erforderlich sind (Tabelle 8). Mit der Doppler-Sonographie kann üblicherweise nur eine Venenfunktionsdiagnostik im ileofemoropoplitealen
und axillären Bereich durchgeführt werden. Thrombosen einzelner
tiefer Unterschenkelvenen sind einer einfachen USD-Untersuchung
nicht zugänglich, lediglich in einem gewissen Umfang indirekt über
die Beschallung der Vv.tibiales posteriores (erfahrene Untersucher
können allerdings oft alle tiefen Leitvenenpaare am Unterschenkel
beschallen).
Nichtdirektionale USD-Geräte sind deshalb nur zur orientierenden
Untersuchung beim Hausbesuch und der Visite zu empfehlen.
Sonst ist immer der direktionalen Untersuchung der Vorzug zu
geben, da diese bei gleicher Dauer eine ungleich höhere Aussagekraft hat.[4]

Tabelle 8. Gegenüberstellung nichtdirektionale/direktionale USD-Geräte

	Nichtdirektional	Direktional
Flußrichtung	Nein	Ja
Strömungsgeschwindigkeit	Nein (akustisch grob abschätzbar)	Semiquantitativ
Eindringtiefe	Begrenzt (meist nur 1 Frequenz)	Variabel
Primärdokumentation	Nein	Ja

---

[4] Für den Einsatz der nichtdirektionalen Geräte am Krankenbett sprechen
vor allem ihre geringe Größe und ihr geringes Gewicht (=Mobilität). (Die
Richtlinien der Kassenärztlichen Vereinigungen sehen unterschiedliche
Abrechnungsziffern vor, so daß bei ausschließlicher Verwendung direktio-
naler Geräte leicht die durchschnittlichen Fallzahlen überschritten werden
können.)

Leitgebilde zum Auffinden der Venen sind jeweils die zugehörigen Arterien. In der Körperperipherie kann das venöse Strömungssignal nur mit arterieller Überlagerung abgeleitet werden, was aber die venöse Funktionsdiagnostik nicht beeinträchtigt (ggf. kann der

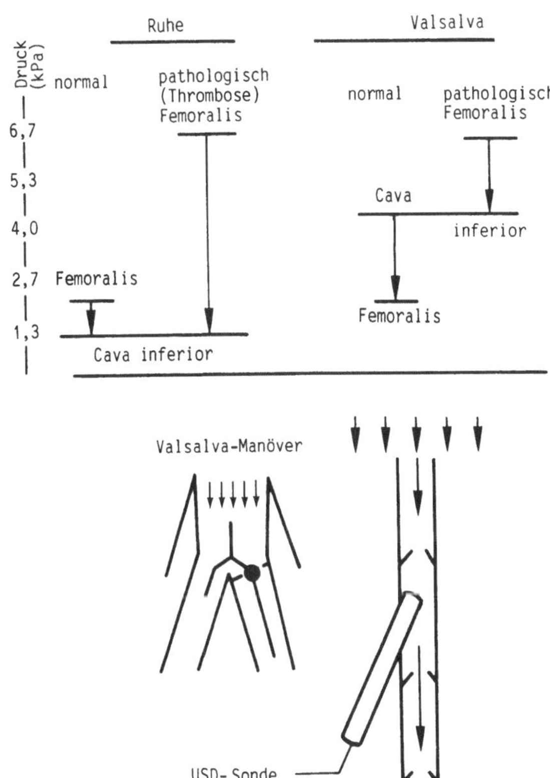

Abb. 22. *Oben:* Druckgradienten zwischen V. femoralis und V. cava inferior unter normalen Bedingungen und bei Beckenvenenthrombose in Ruhe und beim Valsalva-Manöver. Bei pathologisch erhöhtem Femoralvenendruck infolge Beckenvenenthrombose bleibt auch beim Valsalva-Manöver ein Druckgradient in Richtung V. cava und daher eine herzwärts gerichtete Blutströmung bestehen. *Unten:* Schematische Darstellung der Untersuchung des Venensystems in der Leistenbeuge mit dem Valsalva-Manöver, auch zum Nachweis von Klappeninsuffizienzen der Becken-Bein-Venen. (Aus [8])

arterielle und venöse Blutstrom mittels „Outphaser" getrennt aufgezeichnet werden [8, 9]).

Der venöse Blutstrom ist durch die fehlende Pulsation und normalerweise durch die Atemabhängigkeit des Signals gut vom arteriellen abgrenzbar. Das venöse Doppler-Signal gleicht dem Heulen oder Brausen des Windes. In der unteren Körperhälfte kommt es inspiratorisch zu einer kontinuierlichen Abnahme der venösen Strömungsgeschwindigkeit mit typischem *endinspiratorischem Stopp* bei tiefer Einatmung (Abb. 22, Tabelle 9).

Im Bein-Becken-Bereich beginnt die Untersuchung immer in der

Tabelle 9. Typische Befunde bei der Ultraschall-Doppler-Untersuchung des Venensystems in der Leistenbeuge (entsprechende Befunde z.T. auch an V.axillaris/subclavia und an V.poplitea zu erheben). (Nach [9])

Manöver	Normale Verhältnisse	Tiefe Thrombose (Beckenvenen)	Klappen-insuffizienz
Atemabhängigkeit des Doppler-Signals	+	Fehlt	Bei postthrombotischem Syndrom verminderte Atemabhängigkeit
Valsalva	Sistieren der venösen Blutströmung	Strömung herzwärts anhaltend	Rückstrom
Valsalva mit Stauung distal der Einmündung der V.saph. magna	Sistieren der venösen Blutströmung	[a]	Rückstrom nur bei Insuffizienz der tiefen Venen
A-Geräusche bei Kompression	+	fehlend[a]	(Retrograder Fluß über insuffiziente Perforansvenen)
S-Geräusche in Kollateralvenen	0	+ [nach wenigen Stunden (in V.saphena magna umgehend)]	(Bei schlecht kompensiertem postthrombotischen Syndrom Fortbestehen von Kollateralvarizen)

[a] *Cave:* keine intensiven Manipulationen am erkrankten Bein!

Leistenbeuge am *liegenden Patienten.* Bei sehr adipösen Patienten oder ausgeprägten Hüftanomalien kann diese USD-Untersuchung Schwierigkeiten bereiten. Bei Verdacht auf akute tiefe Venenthrombose beginnt die Untersuchung immer auf der erkrankten Seite!

3.2 *Untersuchung der tiefen Extremitätenvenen*

3.2.1 *Tiefe Venenthrombose*

Basisuntersuchung

Ähnlich wie bei tiefer Inspiration kommt es beim Valsalva-Preßversuch beim Gesunden nach einem kurzen initialen Rückstrom zum Sistieren der Femoralvenenströmung, während bei pathologisch erhöhtem Femoralvenendruck infolge einer *Beckenvenenthrombose* der Blutfluß in der gestauten Femoralvene beim Valsalva-Manöver über Kollateralen herzwärts anhält. Wegen des erhöhten Venendrucks distal einer Thrombose ist – als wichtiges vororientierendes Symptom – auch die typische Atemabhängigkeit des venösen Strömungssignals weitgehend aufgehoben. Bei lediglich *stenosierenden* – funktionell wirksamen – Beckenvenenprozessen verschwindet der endinspiratorische Stopp des USD-Signals der V. femoralis (Seitenvergleich!); dies ggf. auch bei einem stark ausgeprägten „Beckenvenensporn" (links) [9]. Diese Befunde lassen sich in der Leistenbeuge mit der Dopplersonde an der medial der Arterie liegenden Vene nachweisen (Abb. 22, Tabelle 9).
Die Treffsicherheit der Untersuchung liegt bei etwa 90%. Entsprechende Befunde können unter günstigen Bedingungen in der Kniekehle bei Femoralvenenthrombose und in der Achselhöhle bzw. infraklavikulär bei Thrombose der V. subclavia erhoben werden.

Ergänzende Methodik

Tabelle 9 und 11 (s. unter 3.8, S. 58/59) zeigen weitere Kriterien, die geeignet sind, die bei tiefer Bauchatmung bzw. beim Valsalva-Manöver erhobenen Befunde zu ergänzen bzw. zu untermauern:

Hervorrufen einer verstärkten orthograden Strömung - sog. *A-Geräusche* (*a*ngehoben) - durch dosierte manuelle Kompression des Beins oder Arms distal der Untersuchungsstelle (Ab. 23 und 24) oder durch Dorsalflexion des Fußes (Sprunggelenkvenenpumpe). Ein deutlicher Hinweis auf Venenverschluß liegt vor, wenn herzwärts keine bzw. ganz schwache A-Geräusche auftreten (u. U. ist dieser Effekt auch noch im Bereich der V. cava inferior rechts des Nabels nachweisbar bei Untersuchung auf Beckenvenenthrombose). A-Geräusche sind auch zuverlässig im Bereich der V. poplitea und der Vv. tibiales posteriores bei Fußkompression nachweisbar. An den Vv. tibiales posteriores sind sie normalerweise rasch, bei Phlebödem verzögert „erschöpfbar" (Abb. 24).

Um einen verstärkten Abfluß über oberflächliche Venen auszuschließen, können die A-Geräusche der V. femoralis auch nach Anlegen eines Stauschlauchs am Oberschenkel geprüft werden; entsprechend können auch A-Geräusche aus der V. saphena parva bei Beschallung der V. poplitea ausgeschaltet werden.

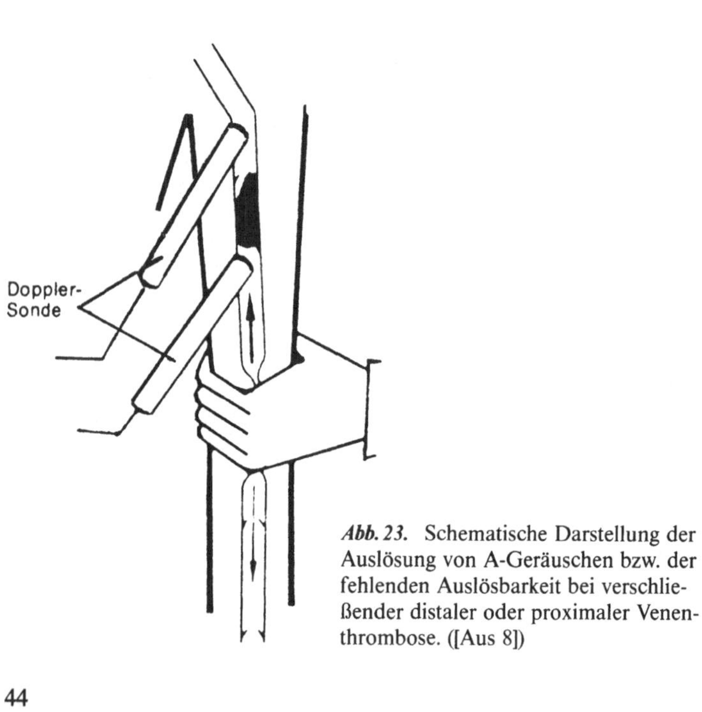

Abb. 23. Schematische Darstellung der Auslösung von A-Geräuschen bzw. der fehlenden Auslösbarkeit bei verschließender distaler oder proximaler Venenthrombose. ([Aus 8])

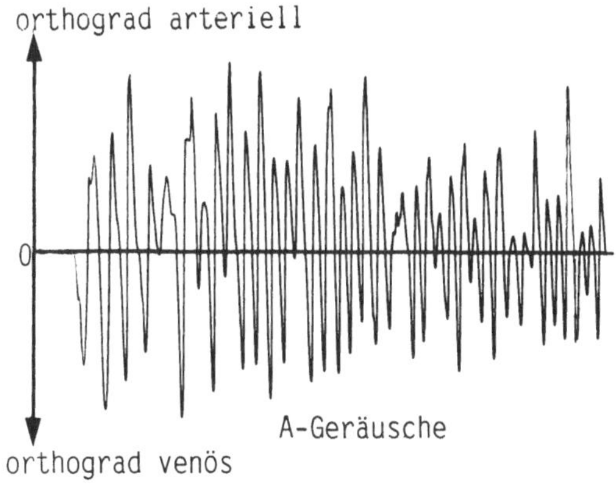

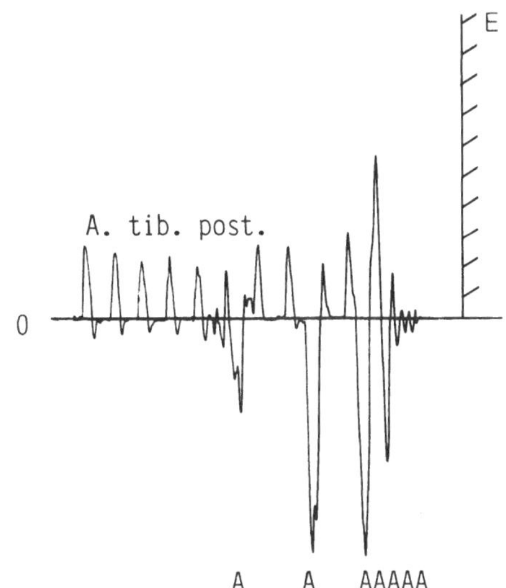

Abb. 24. *Oben:* 40jährige Patientin: fehlende Erschöpfbarkeit der A-Geräusche in den Vv. tibiales posteriores bei ausgeprägtem postthrombotischem Syndrom nach Bein-Becken-Venenthrombose. *Unten:* 45jährige Patientin: normale Erschöpfbarkeit der A-Geräusche bei unkomplizierter Varikosis

Selbstverständlich sind A-Geräusche auch mit nichtdirektionalen USD-Geräten und im Schultergürtel-Arm-Bereich gut nachweisbar.

Distal der jeweiligen Kompressionsstelle läßt sich unmittelbar *nach* Aufheben der Kompression ebenfalls eine beschleunigte orthograde Strömung nachweisen. Fehlen derart verstärkte venöse Signale in den Vv.tibiales posteriores, so weist dies auf einen Verschluß dieser Venen im Rahmen einer Mitbeteiligung bei Unterschenkelvenenthrombose hin.

Hilfreich ist weiterhin der Nachweis der hochfrequenten, aber nicht pulsatilen, sich mit der Atmung gering ändernden *S-Geräusche* (*s*pontan, *s*chnell) als Zeichen einer schnellen venösen Strömung in einer inguinalen Kollateralvene bei Beckenvenenthrombose. Bei leichter manueller Kompression über Symphyse und Leistenbeuge sistiert dieses Geräusch über der Kollateralvene im Gegensatz zu einem arteriellen Signal. Ein entsprechender Befund ist auch im Schulterbereich bei Thrombose der V.axillaris/subclavia zu erheben. Diese venösen Kollateralen in stets vorgegebenen Bahnen bilden sich im Verlauf einer akuten tiefen Venenthrombose frühzeitig aus.

Da bei tiefer Oberschenkelvenenthrombose die *V.saphena magna* als wichtiges Kollateralgefäß wirkt, ist der Nachweis einer im Seitenvergleich deutlich beschleunigten Strömung in dieser Vene am Oberschenkel ein hochwertiges indirektes Zeichen für Obliteration der tiefen Strombahn, das praktisch sofort mit der akuten Thrombose auftritt (Abb.25). Selbstverständlich gilt Entsprechendes für einen thrombotischen Verschluß der V.poplitea oder für ausgedehnte tiefe Unterschenkelvenenthrombosen, wobei jeweils die V.saphena magna ebenfalls als wichtige Kollaterale fungiert. Im letzteren Fall übernimmt auch die V.saphena parva Kollateralfunktion.

Bei Verdacht auf akute tiefe Venenthrombose müssen die entsprechenden Untersuchungsmanöver mit äußerster Vorsicht durchgeführt werden (bei Verdacht auf Beckenvenenthrombose genügt der Nachweis einer aufgehobenen Atemmodulation in der V.femoralis im Seitenvergleich)!

Die *Sensitivität* (richtige Diagnosen:Gesamtzahl der Erkrankungen) all dieser Untersuchungen auf tiefe Venenthrombose im ileofe-

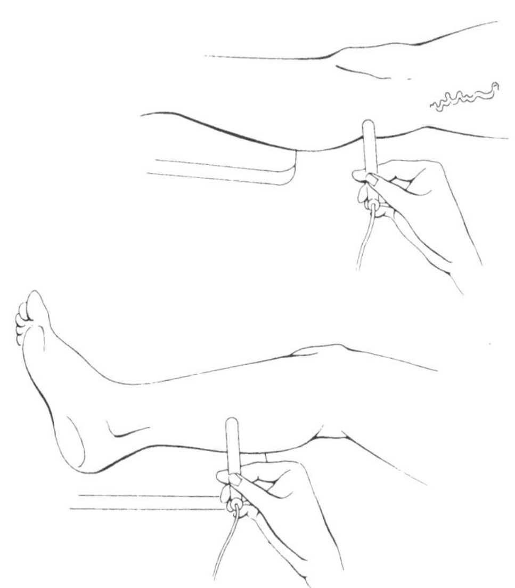

Abb. 25. Ultraschall-Doppler-Untersuchung der V. saphena magna, z. B. zum Nachweis von S Geräuschen bei Thrombose der tiefen Beinvenen oder zum Nachweis und zur Bestimmung der Ausdehnung einer Insuffizienz dieser Vene. (Nach [8])

moropoplitealen Bereich beträgt nach einer Zusammenstellung verschiedener großer Studien in der Literatur und nach eigenen Erhebungen 84% (76–94%), die *Spezifität* (richtig erkannte Normalbefunde:Gesamtzahl der Normalbefunde) 87% (78–91%) [8]. Die USD-Untersuchung zeichnet sich demnach für diese Fragestellung durch eine hohe Zuverlässigkeit aus. Sensitivität und Spezifität der klinischen, nichtapparativen Diagnostik liegen bei tiefer Venenthrombose um 50% [9].

3.2.2 Funktionelle Diagnostik der proximalen Beinveneninsuffizienz (tiefes und epifasziales System)

Bei Klappeninsuffizienz der Becken- und proximalen Beinvenen kommt es beim Preßversuch zu einem heftigen, anhaltenden Blut-

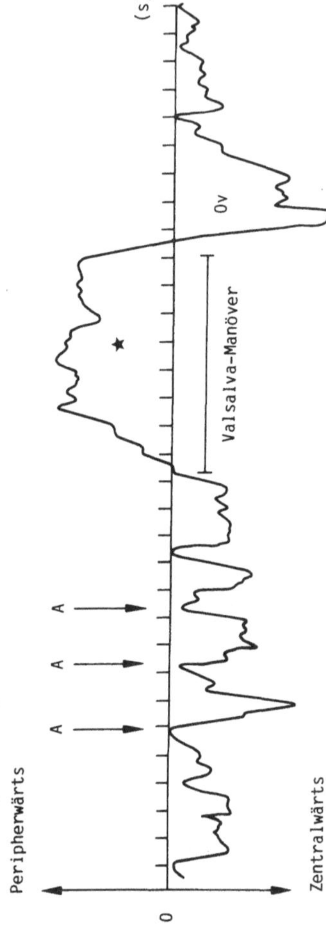

Abb. 26. Hämodynamik in der V. femoralis sinistra einer 35jährigen Angestellten mit ausgedehntem postthrombotischem Venenklappenschaden im Oberschenkel-Becken-Bereich. *A* Auslösung von A-Geräuschen durch Oberschenkel- und Wadenkompression; hier fast normaler Testausfall bei rekanalisiertem tiefen Venensystem. Beim Valsalva-Manöver kommt es zu einem ausgeprägten pathologischen Rückstrom; *Ov* „overshoot" nach dem Valsalva-Manöver. (Aus [8])

rückstrom, der in Dauer und Ausmaß mit der Schwere der Klappeninsuffizienz und ggf. der Kompensation eines postthrombotischen Syndroms korreliert und ebenfalls mit der direktionalen Doppler-Sonde zu erfassen ist (Abb. 22, vgl. auch Abb. 26, 27, 29). Durch Kompression der oberflächlichen Stammvenen mit einer elastischen Binde kann zusätzlich eine *Differenzierung* in Insuffizienz der tiefen und der oberflächlichen Venen durchgeführt wer-

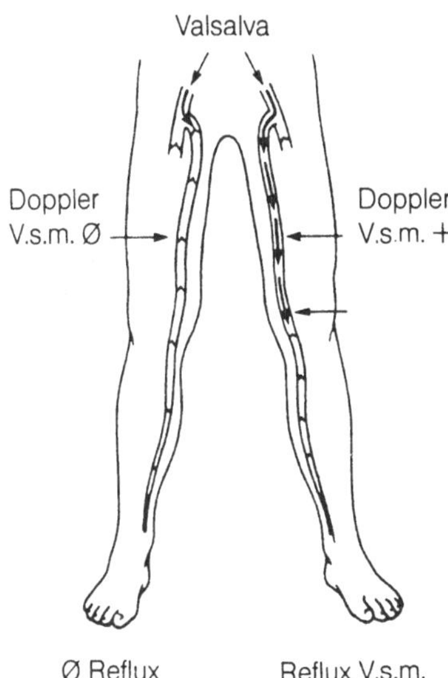

Abb. 27 Schematische Darstellung zum Nachweis eines Refluxes in der V. saphena magna *(V. s. m.)* mittels Doppler-Sonde bei Krosseninsuffizienz und Klappeninsuffizienz am gesamten Oberschenkel links. (Aus [9])

den, weil bei Insuffizienz der tiefen Venen trotz oberflächlicher Kompression ein Rückstrom erhalten bleibt (Tabelle 9 und 11, S. 58/59). Auch läßt sich die Ausdehnung einer oberflächlichen Stammveneninsuffizienz durch Beschallung entlang dem jeweiligen Saphenastamm, ggf. auch im Stehen, genau bestimmen (Abb. 27 und 29). Diese Befunde können sich allerdings mit den Befunden bei tiefer Venenthrombose bzw. bei postthrombotischem Syndrom überlagern. Beim Valsalva-Manöver kann es initial zu einem deutlichen zentrifugalen Strom in der V. femoralis kommen, wenn die erste schlußfähige Klappe weit peripher und nicht in der V. iliaca externa oder V. femoralis communis liegt. Dies darf dann nicht im Sinne einer Klappeninsuffizienz interpretiert werden (Abb. 26); es besteht aber ein fließender Übergang zur „frühen Klappeninkompetenz“.
Weiter kann sich beim Valsalva-Manöver ein relativ hoher, zentripetal gerichteter Druckgradient aufbauen und nach dem Manöver

– ähnlich einem A-Geräusch – zu einer deutlichen zentripetalen Strömungsspitze („overshoot") führen (Abb. 26); dies weist auf einen freien proximalen Abstrom.

3.3 Funktionelle Untersuchung der Perforansvenen

Auch insuffiziente Vv. perforantes lassen sich mit der USD-Methode erfassen und exakt lokalisieren. Über einer intakten Perforansvene – soweit diese überhaupt auffindbar ist – ist kein Doppler-Signal zu hören. Es fehlt auch dann, wenn – bei Untersuchungen am Unterschenkel – die Wade proximal manuell komprimiert wird; erst beim Loslassen der Kompression erzeugt das vermehrt in die Tiefe abfließende Blut ein orthograd gerichtetes Doppler-Signal. Dagegen kommt es bei Insuffizienz einer Perforansvene bei proximaler Kompression zu einem Signal mit umgekehrter Ausschlagsrichtung bei der direktionalen Aufzeichnung, da das Blut retrograd an die Oberfläche gepreßt wird (Abb. 28) [9]. (Entsprechendes gilt für die Einmündungsstellen der Stammvenen, die im Bereich der Krosse letztlich auch Perforansvenen sind.)
Diese sehr empfindliche Untersuchung kann auch mit nichtdirektionalen Geräten mit hoher Zuverlässigkeit durchgeführt werden. Sie kann durch eine Untersuchung im Stehen und ggf. mit einem proximalen Tourniquet oder aufgedrücktem Gummiring, um das oberflächliche Venensystem zu blockieren, ergänzt werden (vgl. Abb. 29).

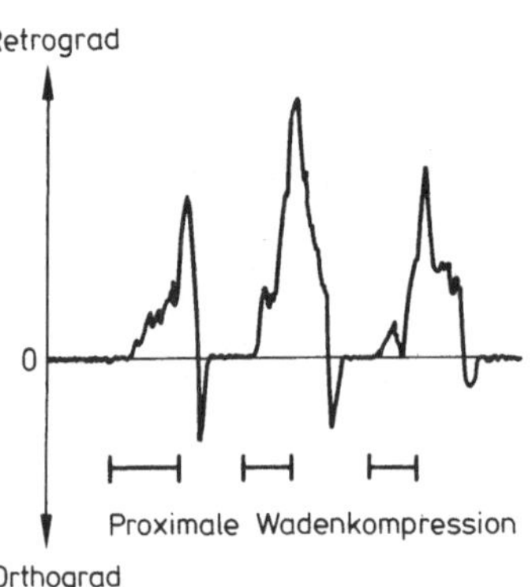

Abb. 28. a 44jährige Hausfrau mit postthrombotischem Syndrom am rechten Unterschenkel mit Perforansinsuffizienz Cockett III nach 4maliger Sklerosierungsbehandlung. (Aus [9])

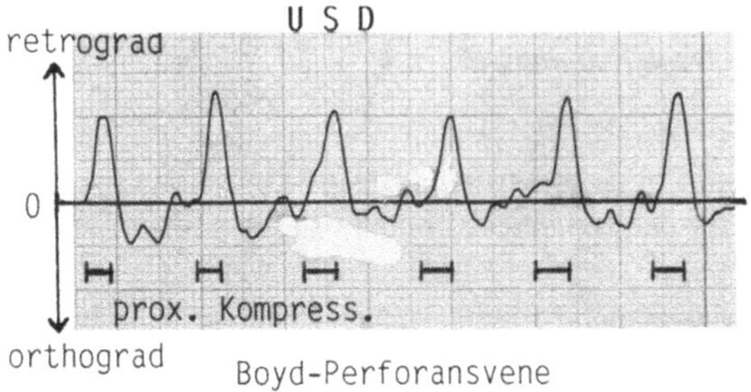

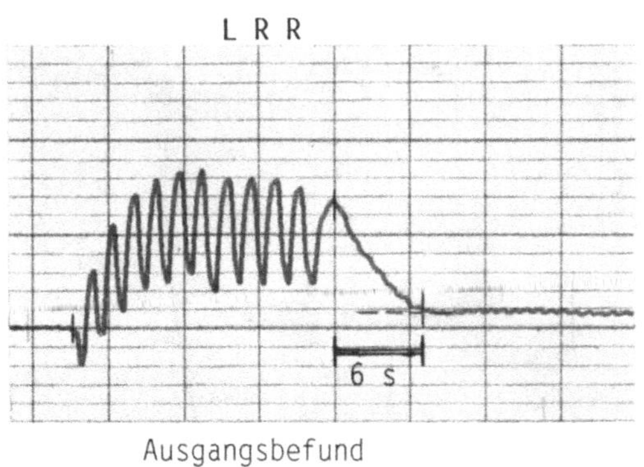

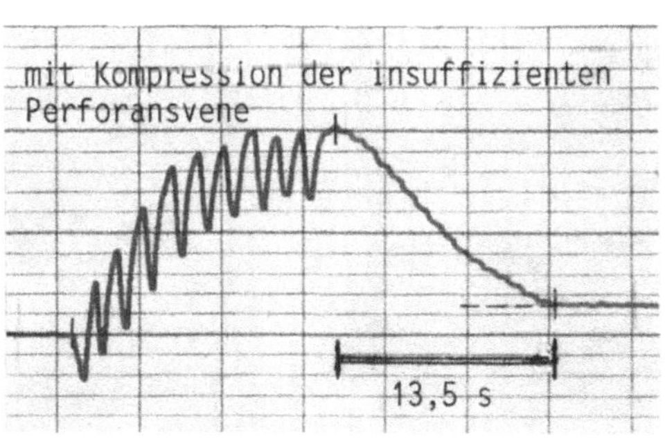

Abb. 28. *b* 75jährige Frau mit primärer Varikosis am rechten Bein mit ausgeprägter Insuffizienz einer Boyd-Perforansvene. *Oben:* USD-Untersuchung;
unten: Lichtreflexionsrheographie ohne und mit Kompression der insuffizienten Perforansvene

3.4 Funktionelle Untersuchungen bei segmentaler Insuffizienz von Stammvenen

Im Bereich der großen Stammvenen, v.a. der V.saphena magna, kann es zu segmentalen Insuffizienzen bei erhaltener Funktion der Mündungsklappe kommen, die über insuffiziente Perforansvenen z.B. am Oberschenkel gespeist werden (Abb.29). Beim Valsalva-Preßversuch kommt es dabei zu einem allmählich zunehmenden Rückstrom in dem insuffizienten Segment (Abb.29).

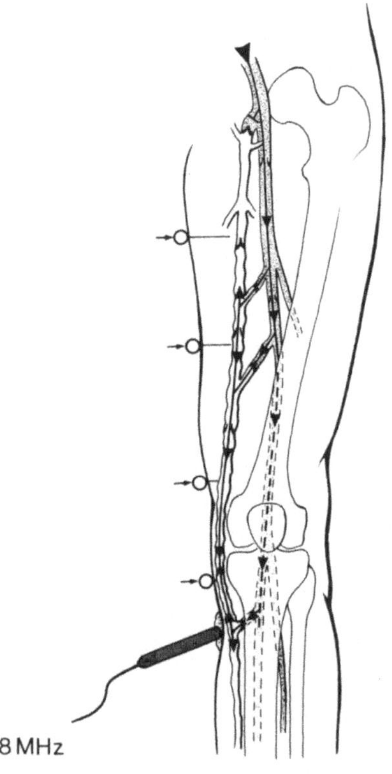

Abb. 29. Doppler-sonographische Untersuchung von segmentalen Insuffizienzen der V. saphena magna, die von insuffizienten Perforansvenen gespeist werden. Die speisende insuffiziente Perforansvene kann durch Tourniquets in verschiedener Höhe (→○) festgestellt werden

3.5 USD-Untersuchung im Stehen

Die Grunduntersuchung erfolgt immer *im Liegen,* da dabei keine
orthostatische Belastung die Untersuchung beeinflußt; eine orthograde Beschleunigung durch distale Kompression bzw. *nach* proximaler Kompression („A-Geräusche") und eine retrograde
Beschleunigung bei Klappeninsuffizienz durch proximale Kompression (Reflux) ist unbehindert prüfbar – auch repetitiv (z. B.
Erschöpfbarkeit).
Bei Mündungs- und Stammveneninsuffizienz, besonders bei Insuffizienz der Parvamündung und von Perforansvenen, kann die
ergänzende Untersuchung im Stehen hilfreich sein:
Nach Ausstreichen der Venen am erhobenen Bein steht der Patient
rasch auf; unmittelbar danach kann ggf. ein heftiger Reflux über
Insuffizienzpunkten und -strecken nachgewiesen werden; eine weitere Differenzierung durch Tourniquets ist möglich. Nach Auffül-
lung der Venen kann auch unter orthostatischer Belastung noch ein
Pendelfluß in insuffizienten oberflächlichen Venensegmenten bei
wiederholter distaler Kompression induziert werden.

3.6 Abgrenzung von oberflächlicher Thrombophlebitis und Lymphangitis

Da Lymphgefäße parallel zu den oberflächlichen Venen verlaufen,
kann es Schwierigkeiten bereiten, Entzündungen dieser Systeme
voneinander abzugrenzen. Wenn die oberflächliche Vene sich bei
der USD-Untersuchung als thrombosiert erweist, handelt es sich
um eine Thrombophlebitis. Zeigt sich in der Vene im Entzündungs-
gebiet Blutströmung, ist eine Lymphangitis wahrscheinlich.

3.7 Fehlermöglichkeiten

In Tabelle 10 sind die wichtigsten Fehlerquellen der USD-Untersuchung bei Becken- und Beinvenenthrombose zusammengestellt.
Auf die Bedeutung des Seitenvergleichs und das Problem einer
doppelt und mehrfach angelegten V. femoralis oder poplitea sei
ausdrücklich hingewiesen (im letzteren Fall kann auch die Phlebo-

Tabelle 10. Wichtige Fehlerquellen und Probleme bei der USD-Untersuchung des Venensystems (speziell bei der Thrombosediagnostik). (Nach [8])

Seitens des Patienten:

 1. Kompression einer Vene von außen (Tumor im kleinen Becken; Baker-Zyste in der Kniekehle)
 2. Nicht verschließende, nicht hochgradig stenosierende Thrombose
 3. Thrombosen außerhalb der Hauptleiter (trotzdem entsprechende Klinik und die Gefahr – meist kleiner – Lungenembolien)
 4. Mehrfach angelegte V. femoralis und/oder V. poplitea
 5. Ausgeprägte Kollateralvenen
 6. Hyperzirkulation an einer Extremität: Entzündung, Tumor
 7. Beurteilungsprobleme bei Rezidivthrombose bei postthrombotischem Syndrom
 8. Falscher – thorakaler – Atemtyp mit fehlendem endinspiratorischem Stopp im Beinvenensystem oder dispositionell hohe venöse Strömungsgeschwindigkeit (hoher Venentonus?)

Seitens des Untersuchers:

 9. Abrutschen der Sonde vom Gefäß, z. B. bei bestimmten Manövern (besonders bei Untersuchung der V. femoralis, saphena magna und subclavia)
10. Falsche Sondenposition (V. saphena magna statt V. femoralis; V. saphena parva statt V. poplitea; hintere Bogenvene statt Vv. tibiales posteriores)
11. Falsche Sondenwahl (z. B. 3-MHz-Sonde für V. saphena magna bei schlanken Personen)
12. Verformung der Vene durch Sondenkompression mit Verschiebung der Klappentaschen (Insuffizienz) oder Kompression von Kollateralvenen; Kompression der V. poplitea durch Überstreckung des Knies
13. (Mangelnde Zeit oder Erfahrung des Untersuchers)

Zum Teil treffen diese Fehlermöglichkeiten auch für die Phlebographie zu (1, 2, 3, 4, 7, 13) oder sie beinhalten auf jeden Fall eine wichtige diagnostische Information (1, 6)

graphie in die Irre führen). Bei Stauung im Niederdrucksystem infolge einer Rechtsherzinsuffizienz können als frühes Zeichen die Aktionen des rechten Herzens oft retrograd bis weit in die Peripherie übertragen werden; Entsprechendes gilt selbstverständlich für die Trikuspidalinsuffizienz. Diese dann pulsatilen Signale können mit den arteriellen verwechselt werden (Abb. 30).

Bei einseitiger arterieller Hyperzirkulation, z. B. infolge einer Dermatitis oder arteriovenöser Kurzschlüsse, findet sich ein konsekutiv

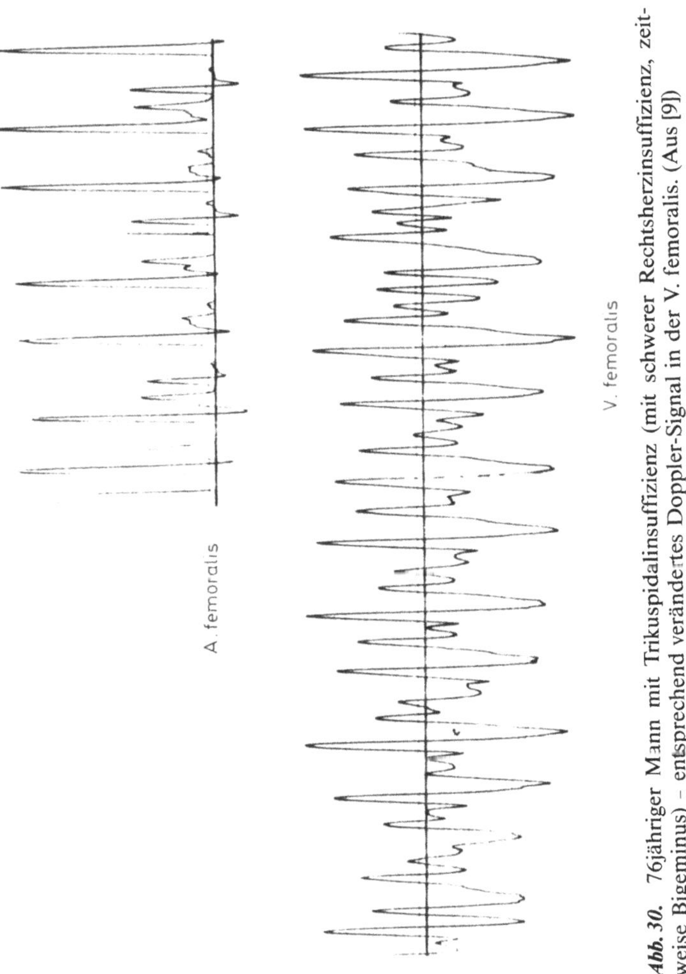

Abb. 30. 76jähriger Mann mit Trikuspidalinsuffizienz (mit schwerer Rechtsherzinsuffizienz, zeitweise Bigeminus) – entsprechend verändertes Doppler-Signal in der V. femoralis. (Aus [9])

verändertes venöses Signal mit verminderter Atemabhängigkeit und gesteigerter mittlerer Strömungsgeschwindigkeit (venöse Hyperzirkulation) (Abb. 31). Aus diesem Grund sollte zu Beginn der Untersuchung jeweils die USD-Kurve der A. femoralis abgeleitet werden, um Änderungen des arteriellen Einstroms erkennen zu können [8, 9].

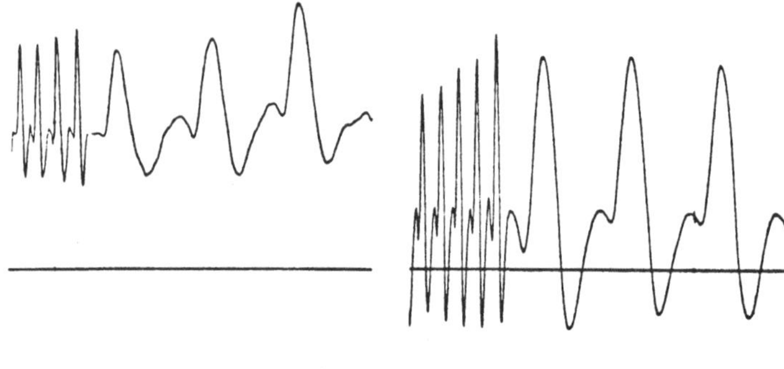

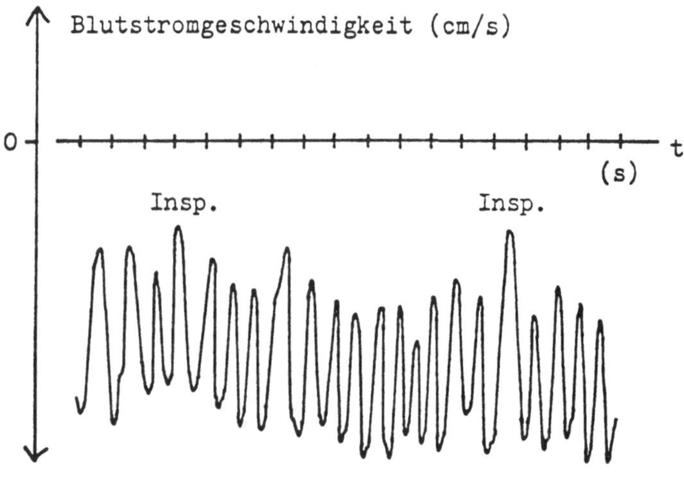

Abb. 31. Oben: Hyperzirkulation in der A. femoralis rechts nach Anlage einer Fistel zwischen A. und V. femoralis nach Thrombektomie rechts bei Becken-Cava-inferior-Venenthrombose (19jähriger Mann). *Unten:* Hyperzirkulation in der V. femoralis links bei einem 7jährigen Schüler mit ausgeprägtem Parkes-Weber-Syndrom am linken Bein. Überleitung der arteriellen Pulsationen durch die multiplen arteriovenösen Kurzschlüsse, die sich den stark gedämpften atemabhängigen Schwankungen überlagern; mittlere Strömungsgeschwindigkeit gegenüber der Gegenseite 3fach gesteigert. (Aus [9])

Die besonderen Vorteile der USD-Untersuchung liegen in der Viel-seitigkeit bei optimaler Kosten-Nutzen-Relation und darin, daß ihre Aussagen ganz von der Physiologie und der Pathophysiologie des Venensystems bestimmt werden. Dadurch wird das Verständnis für die normale und gestörte venöse Hämodynamik wesentlich gefördert. Daneben bietet die USD-Untersuchung optimale Mög-lichkeiten zur differentialdiagnostischen Abgrenzung arterieller Erkrankungen – auch beim gemischten Ulcus cruris – und in der Abgrenzung von Lymphödemen [8, 9]. Die USD-Untersuchung muß daher heute am Anfang aller apparativen Methoden in der angiologisch-phlebologischen Diagnostik stehen (dies auch im Sinne einer verantwortungsbewußten Strahlenhygiene). Sie erlaubt auch eine funktionell orientierte Abschätzung des Alters einer Venenthrombose in klinisch relevanter Abstufung (Tabelle 11). Tabelle 12 zeigt einen Vergleich der diagnostischen Möglichkeiten der Doppler-Sonographie und der Photoplethysmographie bei phlebologischen Erkrankungen.

Speziell in der Diagnostik der tiefen Venenthrombose und für exakte quantitative Analysen wird die Duplex-Sonographie in Zukunft noch Erweiterungen und Verbesserungen bringen, bis hin zur genauen Bestimmung des Thrombosealters und zur Präzisie-rung der Indikation zur Thrombolyse mit Plasminogenaktivatoren oder Thrombektomie – in besonders gelagerten Fällen möglicher-weise sogar ohne Phlebographie [8, 9].

Tabelle 11. USD-Untersuchungskriterien zur Erkennung und Altersbestimmung einer Bein-, Becken- und Armvenenthrombose. [ ]= Unsicherer oder schwer zu erhebender Befund

USD-Kriterium (Untersuchung im Liegen) / Thrombosealter	Atemabhängigkeit mit endinsp. Stopp	A-Geräusche	S-Geräusche in neugebildeten Kollateralvenen	S-Geräusche in V.saphena magna (et parva) (May-Kollaterale)
Normalbefund	+	+ *Bei* Kompression der vorgeschalteten Strombahn *Nach* Druckerhöhung in der nachgeschalteten Strombahn	0	0
Höhergradige Beckenvenen-*stenose*	Verminderte Atemabhängigkeit mit fehlendem endinsp. Stopp in V.femoralis	(Abgeschwächt in V.femoralis)	0	[Verminderte Atemabhängigkeit in vorgeschalteter Strombahn]
Ganz frische, verschließende Venenthrombose:				
– Becken	Aufgehoben in V.femoralis	Aufgehoben oder stark vermindert in V.femoralis	0	Verminderte Atemabhängigkeit in vorgeschalteter Strombahn V.saphena magna: +
– Oberschenkel	[Aufgehoben in V.poplitea]	Aufgehoben oder stark vermindert in V.fem. u. popl.	0	

– ausgedehnte Unterschenkel-venenthrombose	Proximal Normal-befund	Vermindert in V. poplitea; ggf. aufgehoben od. stark vermindert in Vv. tib. post. [u. Vv. tib. ant. u. fibul]	0	V. saphena magna et parva: +
– Schultergürtel	Vermindert in V. subclavia/axillaris	Vermindert in V. subclavia/axil-lar./brach.	0	
Frische, verschließende Venen-thrombose nach 1–3 Tagen:				
– Becken	Wie oben	Wie oben	+(Leistenbeuge, Bauchdecke)	Wie oben
– Bein	Wie oben	Wie oben	Zusätzl. Kollateralve-nen am Bein	Wie oben
– Schultergürtel	Wie oben	Wie oben	+(Schultergürtel)	
Postthrombotisches Syndrom (nach Monaten):				
– mit ungenügender Rekanali-sation	Vermindert, Rück-strom bei Valsalva	Abgeschwächt	+	+
– mit guter Rekanalisation	Pendelfluß, ausge-dehnter Rückstrom bei Valsalva	+	0 bis (+)	0 bis (+)

Tabelle 12. Vergleich der Ultraschall-Doppler-Methode *(USD)* und Lichtplethysmographie *(LRR)* zur nichtinvasiven Untersuchung des Venensystems. (In Klammern: Versuch einer Punktewertung der einzelnen methodischen Charakteristika.) (Nach [9])

		USD Direkte Untersuchung der venösen Hämodynamik (2)	LRR Indirekte Rückschlüsse über Abschöpfung des kutanen Venenplexus umschrieben medial am Unterschenkel (0)
Prinzip			
Allgemein	Diagnostische Zuverlässigkeit (Sensitivität/Spezifität)	+ + (2)	? (0)
	Zeitaufwand	Gering (2)	Gering (2)
	Vielseitigkeit, venös	+ + + (3)	0 (0)
	und differentialdiagnostisch	+ + + (3)	0 (0)
	Investitions- und laufende Kosten	Relativ gering (2)	Relativ gering (2)
Klinisch	Quantitative hämodynamische Messungen	Unter bestimmten Umständen (sonst semi) (1)	0 (0)
	Funktionstests	+ + (2)	+ (1)!
	Exakte Lokalisierung	+ + (2)	0 (0)

	Untersuchung im Liegen und Stehen	Ja (2)	Nein (0)
	– ohne Manipulation	Ja (1)	Nein (0)
	– bei Gelenksversteifung am Bein	Ja (2)	Nein (0)
	Untersuchung auf frische Thrombose	Ja (3)	Nein (0)
	Untersuchung der oberen Extremität	Ja (3)	Nein (0) bzw. mit erheblichen Einschränkungen
Praktische Anwendung	Ausbildungsanforderungen	Relativ hoch (0?)	Gering (1?)
	Durchführung durch Assistenzpersonal	0 (0?) (ausnahmsweise)	Möglich (1?)
	Abrechnungsziffern	Mehrere (2)	Nur analog[a] (1)
Fazit		Sehr empfehlenswert (Punkte 32)	Nicht empfehlenswert zugunsten der USD-Untersuchung, ggf. als Ergänzung (Punkte: 10)

[a] Neuerdings: 617 Rheographische Untersuchung der Extremitäten an mehreren Segmenten oder Licht-Reflexions-Rheographie bzw. 652 nach dem EBM.

4 Ultraschall-Doppler-Untersuchung bei kardialen Erkrankungen bzw. bei Vitien

Bei bestimmten Herzvitien liefert die USD-Untersuchung wertvolle qualitative und quantitative Aussagen in Ergänzung zu den etablierten Untersuchungsmethoden [8]. Auch Zeichen einer Rechtsherzinsuffizienz mit Stauung und pulsatiler Überlagerung im Venensystem können frühzeitig entdeckt werden (Abb. 30). Besonders bei der *Aorteninsuffizienz* läßt sich die diastolische Rezirkulation über den herznahen Arterien, besonders über der A. subclavia/axillaris und eventuell auch A. carotis communis sicher nachweisen und quantitativ grob abschätzen. Dabei erweist sich die Outphaser-Technik als vorteilhaft (s. Abb. 6).

Bei der *idiopathischen hypertrophischen Subaortenstenose* findet sich eine charakteristische Doppelgipfligkeit des Hämotachygramms der A. carotis communis durch die mittsystolische Strömungsunterbrechung; ein entsprechender Befund findet sich auch an der A. subclavia.

Bei der *Aortenstenose* kann eine verzögerte systolische Anstiegszeit und eine niedrige systolische Strömungsgeschwindigkeit vorliegen; doch sind bezüglich dieser Parameter die interindividuellen Schwankungen bereits physiologischerweise sehr groß.

Bei der *Aortenisthmusstenose* finden sich neben den Druckunterschieden zwischen Arm und Bein die typischen stenosebedingten Veränderungen des Hämotachygramms der A. femoralis beidseits (Abb. 10) (s. 2.2.2).

Auch *periphere arteriovenöse Kurzschlüsse* führen zu Hämotachygrammveränderungen wie bei Weitstellung der Gefäßperipherie (s. 2.2.2) und zu typischen Veränderungen des Signals über den ableitenden Venen (Abb. 31 und 32).

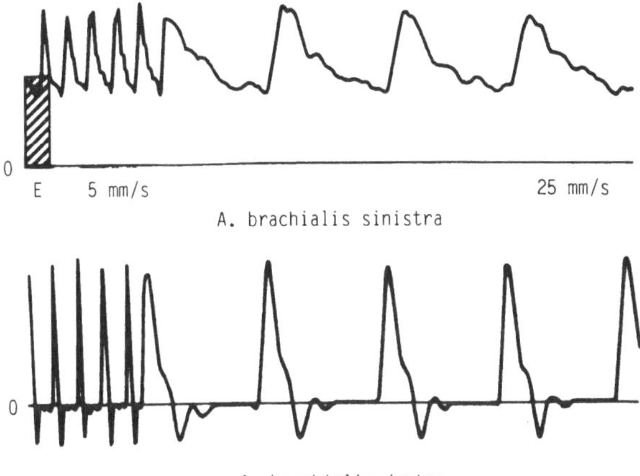

Abb. 32. 62jähriger Patient, seit 4 Jahren Cimino-Fistel am linken Arm. (Aus [8])

Bei *Trikuspidalvitien* lassen sich Veränderungen des Strömungsprofils u.a. der V. jugularis nachweisen.

Weiterführende Diagnostik: Im Bereich der Vitiendiagnostik mit Doppler-Ultraschall sind die Forschungen noch im Fluß; mit einer Erweiterung des diagnostischen Repertoires ist zu rechnen (Erarbeitung quantitativer Parameter). Es sei hier auch auf die kombinierten Verfahren der *Doppler-Echokardiographie* verwiesen.

5 Spezielle Anwendungen
der Ultraschall-Doppler-Methode

Einige interessante Zusatzanwendungen der Doppler-Geräte können in diesem Rahmen nur kurz angesprochen werden, da sie über die Routinediagnostik in der täglichen Praxis hinausgehen und nur bei speziellen Fragestellungen bzw. unter besonderen Umständen vorkommen [7, 8, 9].

- Exakte systolische Blutdruckmessung bei Patienten im Schock – auch bei störenden Umgebungsgeräuschen – und in der Pädiatrie (diastolischer Wert durch Auftreten eines diastolischen Flusses abschätzbar).
- Lokalisierung nicht tastbarer Gefäße zum Zweck der Punktion, z. B. für Angiographien oder auch in der Notfallmedizin zur Schaffung eines zentralvenösen Zugangs; dabei ggf. A-Geräusche ausnutzen.
  Die USD-gezielte Punktion von V. jugularis interna und V. subclavia hat sich als risikoarm und zuverlässig erwiesen.
- Nachweis einer unterbrochenen Hodendurchblutung bei Strangulation der A. spermatica. Beschallung der Penisarterien bei der Abklärung einer erektilen Impotenz mit Kurvenformanalyse und vergleichender Druck- und Strömungsgeschwindigkeitsmessung (Abb. 33).
- Hilfsmethode zum Nachweis der ausgefallenen Blutzirkulation als Todeszeichen bzw. zum Nachweis des „Hirntods"; dabei auch Beschallung der A. carotis interna und A. vertebralis.

Abb. 33 a, b. USD-Untersuchungen bei Libidostörungen. *a* 43jähriger Pati- ▷
ent mit wahrscheinlich psychogenen Libidostörungen; angiologischer Status o. B., Serumcholesterin grenzwertig; *b* s. S. 66

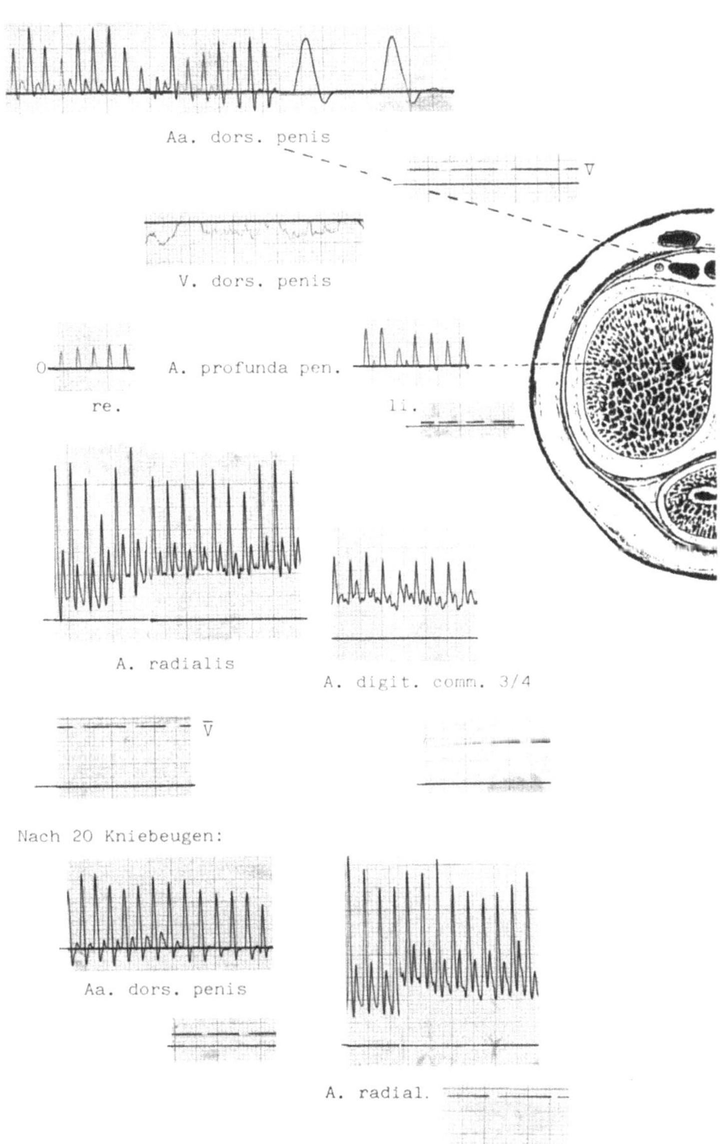

Aa. dors. penis
V
V. dors. penis
O
A. profunda pen.
re.
li.
A. radialis
A. digit. comm. 3/4
V̄
Nach 20 Kniebeugen:
Aa. dors. penis
A. radial.

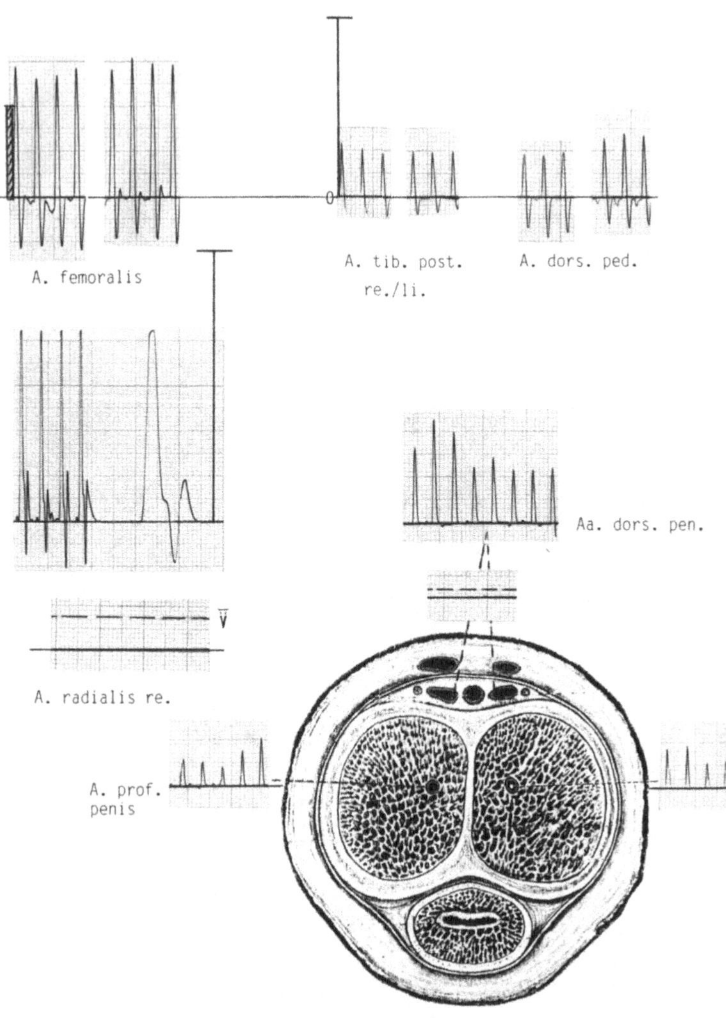

Abb. 33. b 61jähriger Patient mit Libidoverlust und Impotentia coeundi seit 10 Jahren; seit 4 Jahren Typ-II-Diabetes; KHK, vor ca. 10 Jahren 2 Herzinfarkte; ebenfalls seit 10 Jahren lumbosakrales Kompressionssyndrom; beginnende Mediasklerose. Penisflußgeschwindigkeitsindex PFI = 0,3 (normal > 0,5) (PFI: mittlere Strömungsgeschwindigkeit in A. dorsalis penis zu der in A. radialis)

Der Hirntod tritt bereits vor dem völligen Sistieren der zerebralen Zirku-
lation ein; wenn die zerebrale Sauerstoffaufnahme etwa auf ein Drittel
vermindert ist, liegt praktisch schon Hirntod vor. Bei *Hirntod* findet sich
oft typischerweise eine Pendelströmung mit kleiner Strömungsgeschwindigkeit in der A. carotis interna mit einem „Blubb-Blubb-Geräusch". Die
A. carotis communis bekommt ein USD-Profil ähnlich der A. subclavia.
Die A. vertebralis zeigt ebenfalls oft Pendelströmung. Die Beschallung
der A. supratrochlearis ist bei dieser Fragestellung völlig unzuverlässig!
Bei Verdacht auf „klinischen Hirntod" ist die USD-Untersuchung eine
Hilfsmethode zum Nachweis des Fehlens einer biologisch relevanten
Restdurchblutung; damit kann z. B. die Festlegung des Zeitpunkts zum
angiographischen Nachweis der intrazerebralen Stase oder für neurologi-
sche Spezialuntersuchungen optimiert werden.

- Überprüfung der Versorgung des Hohlhandbogens. Untersuchung auf vibrationsbedingte Fingerdurchblutungsstörungen
  (reversible Angiospasmen der Fingerarterien – Berufskrankheit)
  und auf das Hypothenar-Hammer-Syndrom. Differentialdia-
  gnose des primären und sekundären Raynaud-Syndroms [7, 8, 9]
  (s. 2.1.4 und 2.2) und entscheidende Untersuchung beim akuten
  und subakuten akralen Ischämiesyndrom zur Vermeidung einer
  Angiographie, da oft die sofortige Lysebehandlung die Therapie
  der Wahl ist.

- Nachweis von Gefäßverschlüssen bei immunologisch-entzündli-
  chen Gefäßerkrankungen (Morbus Horton, Polymyalgia rheu-
  matica u. a.).

- In geeigneten Fällen Indikationsstellung zur Operation bei Karo-
  tisstenosen nur aufgrund der USD-Untersuchung [12]; aber nur,
  wenn der Befund eindeutig und das Angiographierisiko hoch ist.

- Intraoperative Erfolgskontrolle gefäßchirurgischer Maßnahmen
  und postoperative Kontrolluntersuchungen – auch nach
  extra-intrakranieller Bypassoperation.

- Eventuell in speziellen Einzelfällen Indikationsstellung zur
  Thrombolyse oder Thrombektomie bei tiefer Bein-Becken-
  Venenthrombose nur aufgrund der USD-Untersuchung (sehr
  umstritten).

- Nachweis einer beschleunigten Strömung in den ableitenden
  Venen und eines entsprechend veränderten arteriellen Signals bei
  arteriovenösen Fisteln (z. B. beim Parkes-Weber-Syndrom); ggf.
  auch Nachweis einer fortgeleiteten arteriellen Pulsation (Abb. 31

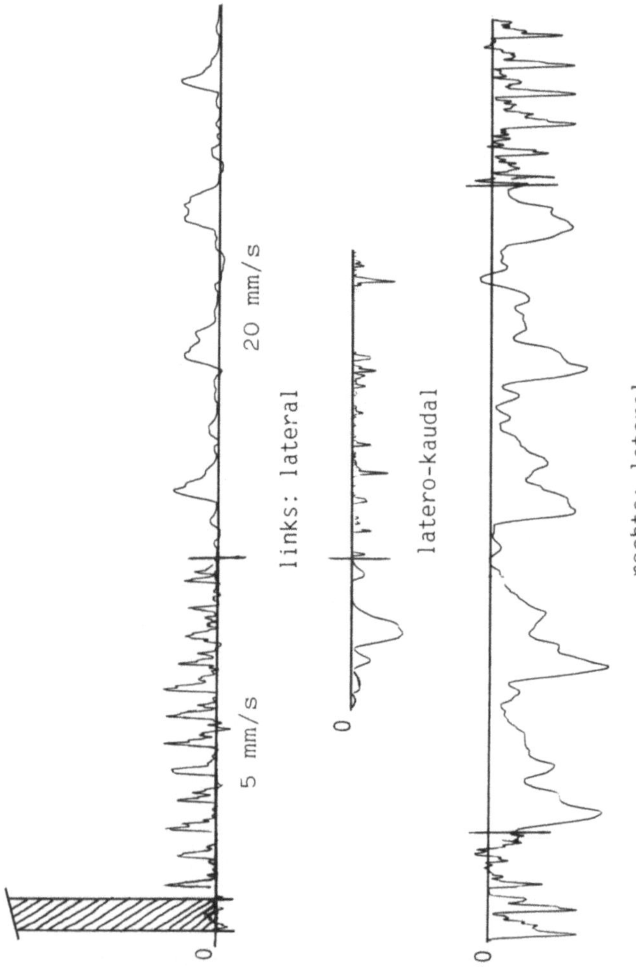

Abb. 34. Normalbefund der mamillennahen Arterien einer ruhenden Mamma bei einer 24jährigen Frau

und 32); entsprechende Befunde auch bei gefäßreichen Tumoren, z. B. der Mamma (vgl. Abb. 34) oder intrazerebral.

- USD-Befunde bei kardialen Erkrankungen s. Kap. 4.
- Einsatz für epidemiologische und angiologische Vorsorgeuntersuchungen – z. B. in der Arbeitsmedizin bei Untersuchungen

nach berufsgenossenschaftlichen Grundsätzen - in Form von
„Siebtests":

a) Zum Nachweis einer *peripheren AVK:* Anamnese und klinische Untersuchung mit beidseitiger RR-Messung; USD: HTG der A. femoralis und Knöchelarteriendrücke, bei normalem Ausfall Hyperämietests (Sensitivität und Spezifität um 90%; Zeitaufwand 10-20 min).

b) Zur Untersuchung des *Karotisstromgebiets:* Anamnese und klinische Untersuchung mit beidseitiger RR-Messung; USD: indirekte orbitale Untersuchung und direkte Beschallung der A. carotis communis im Seitenvergleich (Sensitivität und Spezifität 80-90%; Zeitaufwand bei Normalbefund 5-10 min).

c) Zur Untersuchung der *peripheren Venen:* Anamnese und klinische Untersuchung; USD: beidseits HTG der A. femoralis, HTG der V. femoralis bei spontaner Bauchatmung und Valsalva-Manöver; A-Geräusche in V. femoralis und Vv. tibiales posteriores (Sensitivität und Spezifität um 85%; Zeitaufwand 5-10 min).

6 Gefährdung durch die Ultraschall-Doppler-Untersuchung?

Ultraschallbioeffekte (z.B. Gewebserwärmung, Kavitation) sind u.a. abhängig von der Einwirkungsdauer und der Intensität des Ultraschalls [4].

Im Bereich kleiner Gasblasen an Microporefiltern im plättchenreichen Plasma konnten mit diagnostischem Ultraschall in vitro Thrombozytenaggregate erzeugt werden [10].

Eigene In-vitro-Untersuchungen an Zitratblut von 8 gesunden Versuchspersonen erbrachten nach 10minütiger Dauerbeschallung mit einer handelsüblichen USD-Sonde (8 MHz) keinerlei Veränderungen von Kalium und LDH im Plasma; das Kalzium im Plasma war nach der Beschallung gering um 7% ($p < 0{,}05$) angestiegen. Die Plättchenaggregationsneigung (PAT I nach Breddin) stieg bei 4 Untersuchungen an (im Mittel um ca. 1,5 Stufen), während sie bei den übrigen Versuchsansätzen nicht anstieg; der mittlere Anstieg aller Untersuchungen (etwa ½ Stufe) war nicht signifikant ($p > 0{,}05$); außerdem war der Anstieg bei den betroffenen Versuchspersonen nicht zuverlässig reproduzierbar.

Eine Arbeitsgruppe konnte in In-vitro-Ansätzen mit Ultraschallfrequenzen, wie sie bei der abdominellen Sonographie (um 3 MHz) verwendet werden, genetische Schäden erzeugen [5, 6].

All diese Untersuchungen sind aber mit In-vivo-Verhältnissen nicht vergleichbar. Bei der diagnostischen Anwendung von Ultraschall beim Menschen konnten bisher *keinerlei* Schäden beobachtet werden, auch keine genetischen Schäden.

Bei der continuous wave-USD-Methode ist die Einwirkungsdauer, Intensität und Eindringtiefe des Ultraschalls so gering, daß eine Gefährdung ausgeschlossen werden kann; selbst wenn man berücksichtigt, daß im Gegensatz zum gepulsten Ultraschall eine kontinuierliche Beschallung stattfindet. Man liegt bei der USD-Untersuchung immer in der „Zone minimaler Gefährdung" gemäß den

Ultraschalldosisgrenzwerten nach Ulrich und Wells (1974), wenn auch bezüglich der Ultraschallintensität bei den verschiedenen im Handel befindlichen Geräten gewisse Unterschiede bestehen. Bei der transkraniellen Doppler-Sonographie mit 2-MHz-Sonden müssen relativ hohe Schallenergien eingesetzt werden, die bei der transorbitalen Beschallung entsprechend reduziert werden müssen, um okuläre Strukturen nicht zu gefährden.

7 Moderne Weiterentwicklungen in der angiologischen Ultraschalldiagnostik

7.1 Spektrumanalyse (Frequenzanalyse)

Durch die Reibung an der Gefäßwand und die innere Reibung des Bluts kommt es über den Gefäßquerschnitt zu unterschiedlichen Blutströmungsgeschwindigkeiten (paraboloides Strömungsprofil) Diese Geschwindigkeitsunterschiede werden durch Gefäßwandveränderungen wie Plaques, Stenosen oder Ulzerationen, die zu Turbulenzen bis hin zu Rückflußanteilen führen können, verstärkt. Je mehr das Flußmuster vom physiologischen, mehr oder weniger

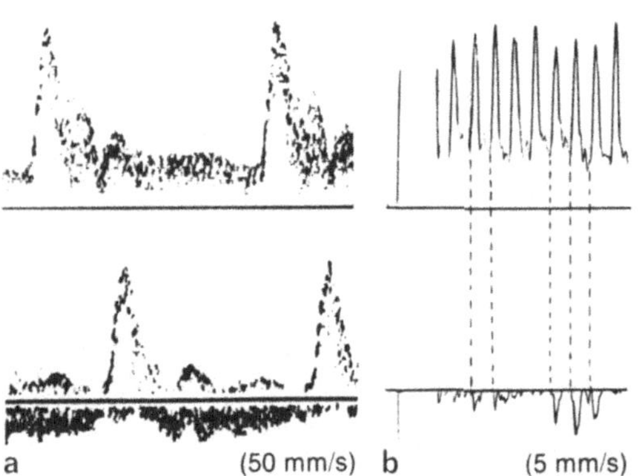

Abb. 35. a-c. Frequenzspektrumanalyse. *a Oben:* Normalbefund (A. carotis communis); *unten:* turbulente Strömung mit erheblichen Rückflußanteilen. *b Oben:* Hämotachygramm (integrierte Summenkurve) der A. carotis communis mit cw-Doppler distal einer mäßiggradigen Abgangsstenose (♀, 72 J.); *unten:* systolische Rückflußanteile (Turbulenzen) mit Outphaser-Technik aufgezeichnet. (Aus [8])

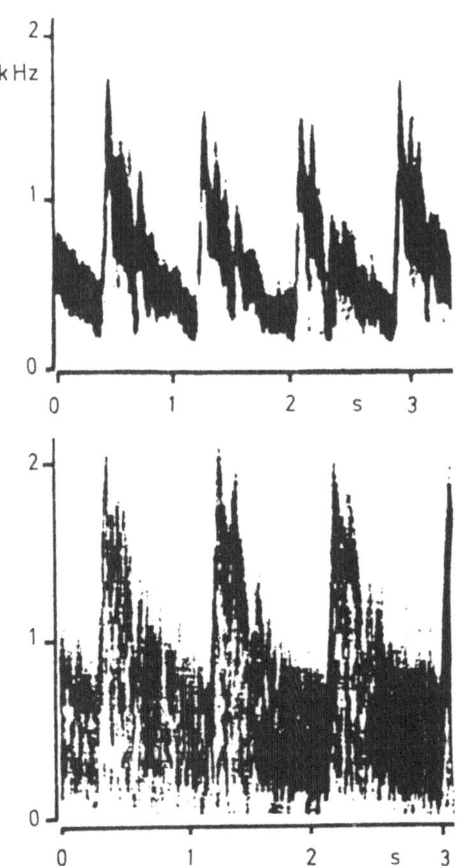

Abb. 35. c HTG der A. carotis interna mit Frequenzanalyse. *Oben:* Normalbefund (relativ niedrige diastolische Geschwindigkeit bei altem Patienten); *unten:* Gegenseite mit geringer Abgangsstenose, deutliche Verbreiterung des Frequenzspektrums

parabol konfigurierten Strömungsprofil abweicht, d. h. je mehr Turbulenzen auftreten, um so mehr unterschiedliche Geschwindigkeiten sind über dem Gefäßquerschnitt repräsentiert und um so breiter wird das USD-Frequenzspektrum, das mit entsprechenden Geräten registriert werden kann (Abb. 35 und 38).

Das cw-Doppler-System gibt nur eine, die über den Gefäßquerschnitt etwa gemittelte Geschwindigkeit an (Abb. 35). Die damit zu erhebenden pathologischen Befunde setzen eine deutliche hämodynamische Störung des Blutflusses voraus. Mit der Spektrumanalyse lassen sich hämodynamische Veränderungen erkennen, bevor sie eine durchblutungsmindernde Wirkung haben. So ist nach den bisherigen Erfahrungen die Spektrumanalyse bei Stenosegraden unter 60% dem cw-Doppler überlegen.

7.2 Bildgebende Untersuchungen des Kreislaufsystems

Die rein funktionelle Analyse der Hämodynamik in einem Gefäß mittels USD kann, so unbestreitbar wertvoll sie auch ist, nicht in jedem Fall die exakte morphologische Gefäßdarstellung ersetzen, wie sie mit der invasiven Röntgenkontrastabbildung erreicht wird. In letzter Zeit sind allerdings auch nichtinvasiv morphologisch-anatomische Gefäßabbildungen mit Ultraschall (Abb. 36), auch unter Ausnutzung des Doppler-Effekts, möglich.

7.2.1 Impuls-Echo-Verfahren

Das Interesse hierbei konzentriert sich ganz vorwiegend auf die A. carotis communis mit der Karotisgabel. Mit modernen, hochauflösenden Sonographiegeräten mit vielen Grauabstufungen gelingt es mit geeigneten hochfrequenten Schallköpfen nach dem Impuls-Echo-Verfahren, die A. carotis communis mit Interna und Externa darzustellen sowie Verkalkungen, arteriosklerotische Plaques, Stenosierungen und Dilatationen nachzuweisen (Abb. 36 und 40).

7.2.2 Zweidimensionales USD-System

Ein zweidimensionales USD-System besteht im wesentlichen aus 3 Bestandteilen: dem Doppler-Schallkopf, einem Arm, der die Position im Raum genau registriert (Koordinatenarm) und einer Speicherröhre (Abb. 37). Mit Hilfe des Positionsarms wird die

74

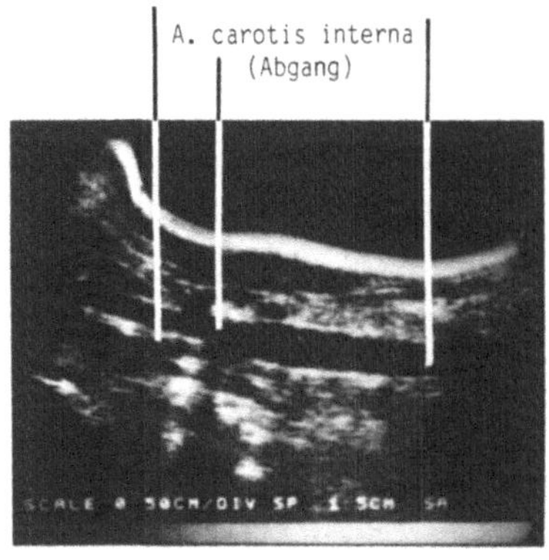

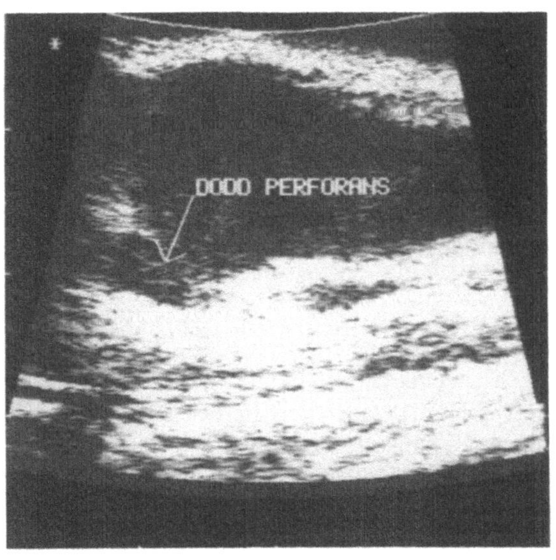

Abb. 36. *Oben:* B-Bild-sonographische Darstellung der Karotisbifurkation (aus [8]). *Unten:* Darstellung einer Dodd-Perforansvene mit dem raschen B-Bild bei einer 50jährigen Frau (10 MHz-Sonde)

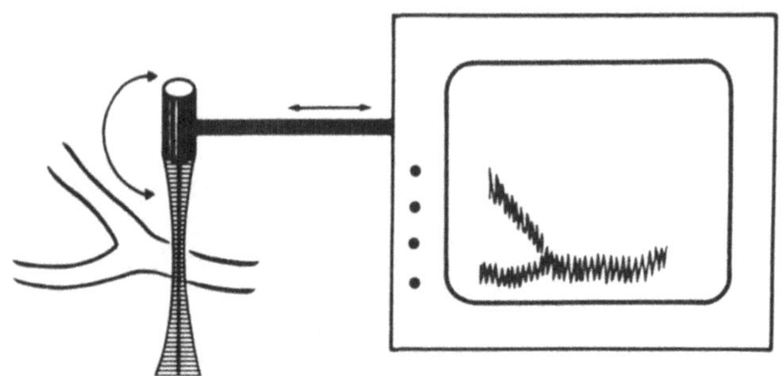

Abb. 37. Darstellung der A. carotis communis mit Bifurkation mit dem langsamen B-Bild-Verfahren (Compound-contact-Verfahren), schematisch. (Aus [8])

Doppler-Sonde in einer Ebene über das zu untersuchende Gefäß geführt. Jeweils dort, wo Blut strömt, kommt es zu einer Doppler-Frequenzverschiebung, und dieses Signal wird an entsprechender Stelle auf der Speicherröhre als Bildpunkt wiedergegeben. Wo kein Blut strömt, kann keine Doppler-Frequenzverschiebung registriert werden. Auf diese Weise wird allmählich aus den Doppler-Signalen ein zweidimensionales Bild aufgebaut, das den Verlauf und grob die innere Form des untersuchten Gefäßes zeigt (Abb. 37 und 38). Kombiniert mit einer Frequenzanalyse können Strömungsgeschwindigkeitsänderungen, wie sie z. B. in einer Stenose auftreten, gleichzeitig mit dargestellt und – z. B. durch Farbkodierung – topographisch exakt zugeordnet werden (vgl. Abb. 38: „Doppler-Angiographie", „Fußkartendarstellung", „Mapping").
Werden derartige Doppler-Abbildungen, z. B. der A. carotis, mit Röntgenkontrastangiographien verglichen, besteht bezüglich der technischen Abbildung eine Übereinstimmung von 75%. Das Ausmaß von Stenosen wird nur mit einer Übereinstimmung von 25% beurteilt. Wenn Verkalkungen in der Gefäßwand die Transmission der Ultraschallwellen verhindern, können bei der Doppler-Gefäßabbildung Stenosen vorgetäuscht werden.

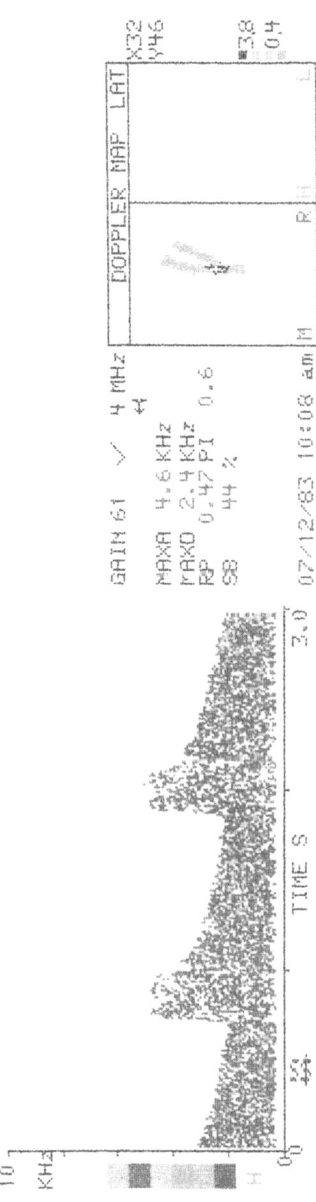

Abb. 38. Originalaufzeichnung einer USD-Frequenzanalyse einer A. carotis interna rechts abgangsnah (72jähriger Mann) und der zweidimensionalen USD-Darstellung (Flußkarte, „Mapping" mit Möglichkeit zur Farbkodierung) der A. carotis communis mit Bifurkation beim gleichen Patienten: relativ tiefe Teilung der A. carotis communis

7.3 Quantitative Verfahren

Die Ultraschallverfahren für die angiologische Diagnostik befinden sich in rascher Entwicklung. Neben den bildgebenden Verfahren richten sich die Ansätze zunehmend auf Versuche, Stromzeitvolumina und Flußgeschwindigkeiten zuverlässig *quantitativ* in bestimmten Gefäßabschnitten zu erfassen. Die aktuellen Entwicklungen betreffen hier vor allem mehrkanalige gepulste Doppler-Systeme und quantitative Blutflußmeßverfahren.

7.3.1 Mehrkanalige gepulste Doppler-Systeme

Ultraschallimpulse werden in regelmäßigem Takt (gepulst) ins Gewebe ausgesendet. Bei Auftreffen des Schalls auf bewegte Blutkörperchen wird ein Teil der Schallenergie frequenzverschoben reflektiert. Zwischen den Impulsaussendungen wird der Ultraschalltransducer auf Empfang geschaltet. Da die Schallausbreitungsgeschwindigkeit im Gewebe konstant ist, kann aus den unterschiedlichen Rücklaufzeiten auf den Abstand des Schallkopfs vom jeweiligen Ort der Frequenzverschiebung geschlossen werden. Dieser Ort wird als „Doppler-Untersuchungsbereich" („sample volume") bezeichnet. Die unterschiedlichen Rücklaufzeiten werden je nach Anzahl der Kanäle als parallele wellenförmige Kurven auf einem Monitor bzw. Schreiber wiedergegeben. Diese zeigen Flußasymmetrien, Turbulenzen und Rückflußanteile an. Bei bekanntem Schallstrahlwinkel zur Gefäßlängsachse kann die durchschnittliche Strömungsgeschwindigkeit errechnet werden und unter der Prämisse eines kreisförmigen Gefäßquerschnitts auch das Stromzeitvolumen (vgl. Abb. 39).

7.3.2 Ultraschall-Duplex-Verfahren (duplex-scanning)

Bei dem Duplexverfahren handelt es sich um die Kombination von B-mode-Sonographie mit der Doppler-Analyse, üblicherweise mit gepulstem Doppler und Frequenzspektrumdarstellung. Dieses System kombiniert die Vorteile und Möglichkeiten der Einzelver-

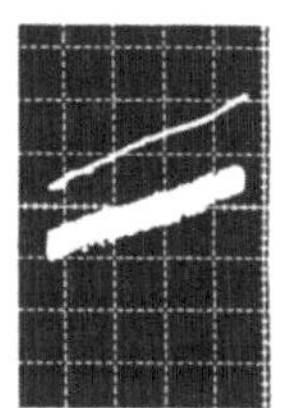

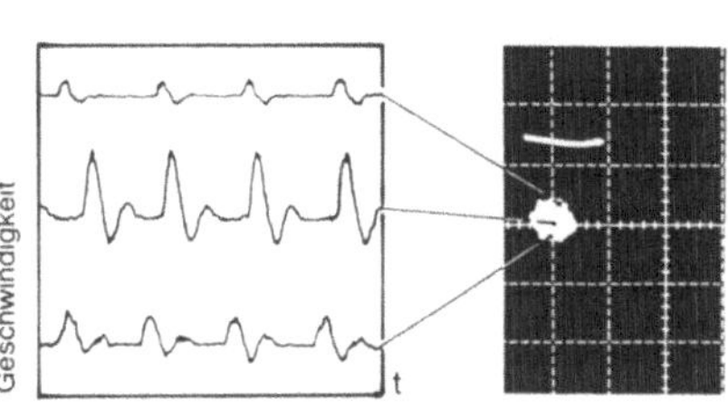

Abb. 39. Untersuchung mit dem MAVIS-Gerät.
Oben: Längsschnitt durch die A. femoralis;
unten: Querschnitt durch die A. femoralis mit Doppler-Geschwindigkeitskurven aus bestimmten Gefäßbereichen

fahren und ermöglicht neben der bildlichen Darstellung eine quantitative Doppler-Analyse. Die Geräte sind noch teuer und bereiten oft Anwendungsprobleme. Dennoch handelt es sich für spezialisierte Zentren zweifellos um ein hochwertiges angiologisches Untersuchungsverfahren, das die Indikation zur Röntgenangiographie noch weiter einschränken kann.

Üblicherweise wird die Duplexsonographie, ggf. ergänzend nach der konventionellen Doppler-Sonographie, eingesetzt zum Nachweis:

- geringgradiger Stenosen oder ganz umschriebener stenosierender Plaques, thrombotischer Wandauflagerungen oder von Wandinfiltrationen („weiche Plaque"),
- exulzerierter Stenosen („maligne Stenosen"),
- verkalkter Plaques („harte Plaque"),
- aneurysmatischer Erweiterungen,
- dilatierender Angiopathien,
- Hypoplasien,
- anatomischer Variationen und Normabweichungen.

Weiterführende Untersuchungen gelten

- der Bestimmung von Stromzeitvolumina (mittlere Strömungsgeschwindigkeit mal Gefäßquerschnitt),

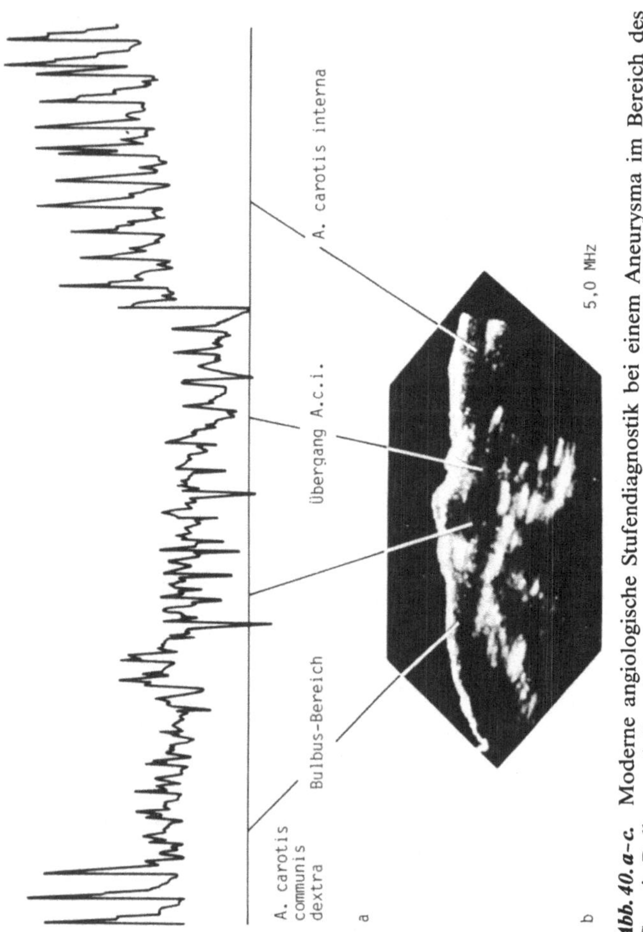

Abb. 40. a–c. Moderne angiologische Stufendiagnostik bei einem Aneurysma im Bereich des Carotis-Bulbus und Carotis-interna-Abgangs rechts (35jährige Frau). *a* USD; *b* Sonographie (B-Bild)

- der Abschätzung des Thrombusalters,
- Analysen an kleinsten, oberflächennahen (10 MHz) und an großen intraabdominellen (3,5 MHz) Gefäßen.

Diese Indikationen gelten für alle beschallbaren Arterien und Venen.

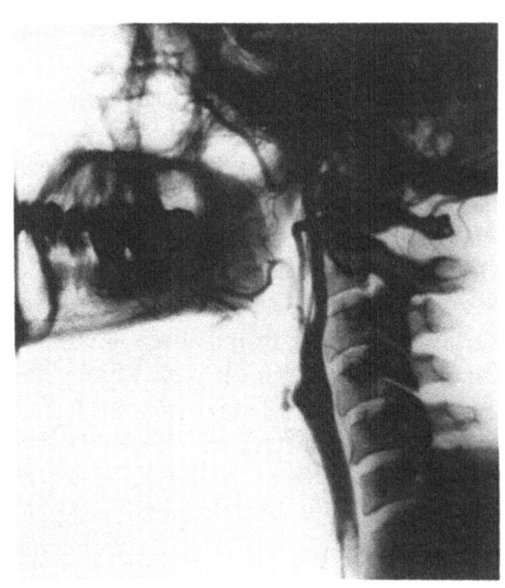

Abb. 40. c Selektive
Angiographie prä-
operativ.(Nach [8])

7.3.3 Quantitative Blutflußmeßverfahren

Dazu gehören Verfahren wie MAVIS („mobile artery and vein
imaging system"), VFM („volume flow meter") and QMF-System
(„quantitative blood flow measurement system"). Sie alle dienen
der Quantifizierung von Stromzeitvolumina, wobei in der Regel der
Durchmesser des Gefäßquerschnitts und die Flußgeschwindigkeit
zur Berechnungsgrundlage gemacht werden (Abb. 39).

7.4 Bewertung der modernen Weiterentwicklungen in der angiologischen Ultraschalldiagnostik

Ein wesentliches Anliegen all dieser Verfahren ist, neben der Möglichkeit zur exakt quantitativen Analyse in der Kreislauffunktions-
diagnostik, die Erkennung und Beurteilung auch geringergradiger
Stenosen speziell im Karotisstromgebiet zu verbessern. Ein Stenosegrad unter 40% ist mit USD allein nicht ausreichend zuverlässig zu
erfassen; andererseits können derartige Stenosen, v.a. wenn sie

Ulzerationen zeigen, mitunter Ursache transitorischer ischämischer Attacken sein („maligne Stenose"). So steigert die Kombination von USD mit Echtzeit-Echodarstellung („real-time echo scan") die diagnostische Treffsicherheit bei bis zu 40%igen Stenosen auf über 90%, bei 40 bis 70%igen Stenosen auf nahezu 100%. Bei Normalbefund und über 70%igen Stenosen ist die Treffsicherheit der USD-Methode allein nicht mehr nachweisbar zu steigern.

Doch es muß bedacht werden, daß die USD-Methode mit Frequenzanalyse oder die Kombination von USD mit bildgebenden Verfahren und die quantitativen Blutflußmeßverfahren mit USD bei einem erheblichen Mehr an Kosten und Zeit die diagnostische Aussage der USD-Methode für die Routinediagnostik meist nur unwesentlich erweitern; am ehesten ist, wie gesagt, eine diagnostische Bereicherung bei geringergradigen Stenosen und manchen unsicheren Doppler-Befunden zu erwarten. Diese Verfahren können daher für die angiologische Primärdiagnostik in Praxis und Klinik die USD-Untersuchung, die ja je nach Untersuchung und Befund bereits recht zeitaufwendig sein kann, nicht ersetzen oder verdrängen. Sie können aber an Spezialabteilungen bei diagnostischen Problemfällen die nichtinvasive angiologische Diagnostik ergänzen und erweitern und außerdem wissenschaftlichen Fragestellungen dienen. Es muß aber darauf hingewiesen werden, daß diese modernen Systeme gerätetechnisch noch in der Entwicklungsphase stehen und in ihrer praktischen diagnostischen Anwendung und klinischen Relevanz noch nicht abschließend beurteilt werden können.

Die Überlegenheit der Sonographie zur Erkennung und Verlaufsbeobachtung von Bauchaortenaneurysmen [4, 7, 8] und u. U. einer dilatierenden Arteriopathie und zum Nachweis von Gefäßwandzysten (zystische Gefäßwanddegeneration [7, 8], und zur Abgrenzung von Baker-Zysten bleibt davon unberührt.

Eine moderne angiologische Stufendiagnostik in 3 Schritten ist in Abb. 40 am Beispiel eines Aneurysmas im Bereich der Karotisbifurkation aufgezeigt. Am Anfang der apparativen Diagnostik *muß* u. E. dabei heute die USD-Untersuchung, ggf. mit Duplexsonographie, stehen, während die Angiographie v. a. der Vorbereitung von risikoreichen therapeutischen Eingriffen vorbehalten bleibt, soweit der sonographische Befund dafür nicht ausreichend ist.

8 Schlußbemerkung

Es war ein besonderes Anliegen dieser Ausführungen, stufenweise an das Verständnis der USD-Untersuchung in der Angiologie heranzuführen. Schon der Unerfahrene kann erste wertvolle diagnostische Informationen über die periphere arterielle Verschlußkrankheit gewinnen und sich Stufe für Stufe in die Feinheiten der USD-Diagnostik vorarbeiten. Auch sollte dargestellt werden, daß bereits mit den einfachen, billigen, nichtdirektionalen USD-Geräten eine aussagekräftige angiologische Diagnostik betrieben werden kann, so daß diese Geräte in keiner internistischen und allgemeinmedizinischen Praxis mehr fehlen und auf jeder Klinikstation Selbstverständlichkeit sein sollten.

Daneben sollten auch die faszinierenden Möglichkeiten einer praxisorientierten Venendiagnostik mit USD dargestellt und jedem Arzt ans Herz gelegt werden.

Die scheinbare Einfachheit und logische Durchschaubarkeit dieser Methode darf jedoch nicht zu kritikloser Überbewertung führen. Eine fortgeschrittene Diagnostik bedarf ständiger Übung, Kontrolle und einer wachen Selbstkritik. Auch muß man sich immer bewußt sein, daß man es nicht etwa mit einem Druck- oder Volumenpuls zu tun hat, und daß hohe Geschwindigkeit des Blutstroms keineswegs immer ein hohes Stromzeitvolumen bedeutet!

Zweifellos wird die Zukunft noch Verbesserungen und Erweiterungen der Möglichkeiten der USD-Untersuchung erbringen; vor allem von der Kombination der Real-time-Darstellung der Gefäße mit gepulstem Ultraschall mit der Doppler-Technik sind erhebliche Fortschritte zu erwarten (vgl. 7.4). Auch eine verstärkt funktionelle Betrachtungsweise, wie sie in diesen Ausführungen bereits versucht wurde, wird das diagnostische Repertoire erweitern (s. auch [8]).

Aber bereits heute sind die Möglichkeiten bei optimaler Kosten-Nutzen-Relation der Methode so wertvoll und vielfältig, daß eine möglichst breite Anwendung - auch in der Praxis - anzustreben ist.

84

9 Anhang

Formblätter zur Dokumentation des angiologischen Anamnese-
und Untersuchungsbefundes und der Ultraschall-Doppler-
Befunde, Darstellung typischer Untersuchungsgänge und schemati-
sierte Darstellungen einiger topographischer Regionen, die für die
Ultraschall-Doppler-Untersuchung wichtig sind:

- Fragebogen bei Beinbeschwerden (s. S. 86),
- Angiologische Untersuchung (s. S. 87),
- Ultraschall-Doppler-Untersuchung (s. S. 88),
- Untersuchungsgang bei zerebralen Durchblutungsstörungen
  (s. S. 89),
- Untersuchungsgang bei Venenerkrankungen (s. S. 90),
- Wichtige topographische Regionen bei der USD-Untersuchung
  (s. S. 91).

Fragebogen bei Beinbeschwerden

Zutreffendes eintragen: ja = + nein = Ø ggf. mit Seitenangabe	ja	nein	Diagnostischer Hinweis
1 Kältegefühl			periphere arterielle Verschlußkrankheiten
2 Blässe			

3 Krampfartige Schmerzen beim Gehen nach bestimmter Strecke, die beim Stehenbleiben rasch aufhören (Sek. bis wenige Min.):
 	
   in Wade   Oberschenkel   Gesäß
   plötzl. aufgetreten allmählich entstanden			

4 Ruheschmerzen, bes. im Liegen mit Besserung beim Aufstehen			
5 Schmerzhafte Geschwüre			(auch an die übrigen topografischen Manifestationen denken)
6 Besteht Zuckerkrankheit			
7 Zunahme der Beschwerden beim Stehen u. Besserg. beim Liegen und Gehen			periphere Venenerkrankungen
8 Krampfartige Wadenschmerzen in Ruhe			
9 Streifenförmige Entzündung (m. Rötung u. Schmerz)			Phlebitis
10 Bläuliche Verfärbung eines Beins mit Schwellungs-, Berstungsgefühl			
11 Schmerz im Fuß beim Auftreten			Venenthrombose
12 Schmerz im Bein beim Husten			
13 Plötzliches Hervortreten von Venen			
14 Schmerzloses Geschwür			
15 Schweregefühl			Lymphödem
16 Schmerzlose Beinschwellung vom Fußrücken ausgehend			
17 Schmerz in Gelenken zu Beginn und nach längerer Belastung			arthrogen
18 (Morgen-) Steifigkeit			
19 Gelenkschmerz mit Schwellung und evtl. Rötung			
20 Belastungsabhängiger, anhaltender Schmerz im Vorfuß			

21 Streifenförmig ausstrahlender Schmerz von oben nach unten
 	
   mit Gefühlsstörungen
   mit Schwäche
			vertebragen

22 Streifenförmig ausbreitender Schmerz beim Gehen, der danach langsam abklingt (nach vielen Min.)			
23 Wechselnde Schmerzen in der Tiefe des Beins			neurologisch

24 Schmerzen in umschriebenen Bezirken
 	
   mit Gefühlsstörungen
   mit Bewegungsschwäche			

25 Schmerzen und/oder Gefühlsstörungen socken- oder strumpfförmig angeordnet			
26 Schmerzen und/oder Schwäche in der Muskulatur, nicht oder wenig von Belastung abhängig			myogen
27 Krämpfe in Ruhe, z.B. nachts			
28 Sonstige Beschwerden, z.B. unangenehmes Wärmegefühl, Unruhe, Krämpfe			unterschiedliche Ursachen

Angiologische Untersuchung

Für Befundmarkierungen:

	Puls:		Geräusch:		Venös:	Oberschenkel		Unterschenkel		Fuß	
Arteriell:	re	li	re	li		re	li	re	li	re	li
A. carotis:					Stamm-Varikosis						
A. temp. superfic.:											
A. subclavia:					Ast-Varikosis						
A. brachialis:											
A. radialis:					retikul. Varikosis						
A. ulnaris:											
Aorta abdom.					Besenreiser						
A. iliaca:											
A. femoralis:					Pinselfiguren						
A. poplitea:											
A. tib. post.:					Perforansinsuffizienz (Verd. auf)						
A. dors. ped.:											
Herz:					Beinödem						
					Kollateralvarizen						
					Siderose						
					Sklerose						
					Ulcus						
					Thrombophlebitis						

Betrifft:

Fragestellung:

RR re ___/___ li ___/___

Funktionstests

Ratschow-Probe:

| Abblassen (in Sek.) | reaktive Rötung (in Sek.) |
| Fußvenenfüllung (in Sek.) | Nachröte (in Sek.) |

Trendelenburg-Test:

Perthes-Test:

Bemerkungen:

Redaktion: Prof. Dr. med. habil. M. Marshall

Differentialdiagnose des arteriellen und venösen Verschlusses

	arteriell	venös
Beginn	meist plötzlich	verzögert
Farbe	blaß	leicht zyanotisch („Blaustich")
Hauttemperatur	kühl	etwas überwärmt
oberfl. Venen	kollabiert	prall gefüllt („Prattsche Warnvenen")
Umfang	normal	vergrößert
Puls	fehlend	normal tastbar (außer bei starkem Ödem)
Ratschow-Probe	positiv (Zunahme bei Belastung)	negativ (cave intensive Manipulationen am Bein)

Prof. Dr. med. Dr. med. habil. Markward Marshall
ÄRZTLICHER DIREKTOR

Gefäßpoliklinik

Datum ________________________

An ____

Ultraschall-Doppler-Untersuchung

Betr.: ____

Fragestellung und Anamnese:

Angiol. Untersuchung   RR re.   li.   sitzend
                                  Puls: Geräusch:
A. carotis:
A. temp. superfic.:
A. subclavia:
A. brachialis: A. radialis: A. ulnaris:
Aorta abdom.:
A. femoralis:
A. poplitea:
A. tib. post.:   A. dors. pedis: Herz:

Ultraschall-Doppler-Befund:

Arteriell: Druck A. cubiti im Liegen (USD):   Quotient: Gradient:
Periphere Druckmessung   A. tib. post.: re.   li.
            (A. fibularis) A. dors. ped.:
Periphere Hämotachygramme qualitativ:

Hirnversorgende Arterien: Kompression:
Indirekt-orbital: A. supratrochlearis:

A. supraorbitalis:

Direkte Beschallung:
A. carot. comm.:

        int.:

        ext.:

A. vertebralis:

A. subclavia:

Bemerkung:

Venös: Atemabhängigkeit   Valsalva-Tourniquet   A-Geräusche   S-Geräusche

— **Leistenbeuge:**

— Kniekehle:
— Vv. tib. post.:
— V. subclavia/axill.:
Bemerkung:

Spezielle Untersuchungen:

Bemerkungen:

Gerät:
Abschließende Beurteilung, weiteres Vorgehen, berufliche Auswirkungen: siehe Rückseite

Untersuchungsgang bei zerebralen Durchblutungsstörungen

I.   *Anamnese*
     Unter anderem Art der neurologischen Ausfallserscheinungen,
     anderweitige Manifestationen der AVK, Risikofaktoren

II. *Untersuchung*
     Immer Gefäßpalpation (auch A.temporalis superficialis!) und
     -auskultation, auch kardiale Auskultation; RR beidseits
     Apparative Untersuchung: an erster Stelle immer USD
     1. *Indirekt-orbital:* A.supratrochlearis rechts/links, ggf.
        A.supraorbitalis, Kompressionstests soweit erforderlich
        (A.temporalis superficialis, A.facialis)
     2. *Direkt:*
        a) A.carotis communis proximal im Seitenvergleich
        b) A.carotis communis rechts vom Abgang bis Bifurkation
           A.carotis interna rechts ab Abgang bis Schädelbasis und
           zurück
           A.carotis externa einschließlich Abgang
        c) Gleiches Programm links
        d) A.vertebralis subokzipital beidseits; bei atypischem
           Befund auch proximal bis Abgang
        e) A.subclavia beidseits infraklavikulär
     3. *Ergänzende Untersuchungen*
        Kompressionstest A.carotis communis (kurz, proximal)
        Funktionstest des Vertebralisstromgebiets mit Kopfwendung
        Funktionstests bei Verdacht auf Subklavia-Anzapfsyndrom

III. *Entscheidung über weiterführende Untersuchungen*
     Vor allem Duplexsonographie, transkranielle Doppler-Sono-
     graphie; Angiographie (DSA, selektiv)

IV. *Therapieempfehlung*
     Konservativ/operativ (mit Aufklärung über die Alternativen)

Untersuchungsgang bei Venenerkrankungen

I. *Anamnese*
Unter anderem Art der Erkrankung; welches Teilsystem ist befallen?

II. *Untersuchung*
Gegebenenfalls im Stehen und im Liegen
Apparative Untersuchung: immer USD (und Photoplethysmographie)
USD direktional: im Liegen
1. Leistenbeuge:
   - A.femoralis - V.femoralis bei Spontanatmung (abdominell)
   - Valsalva (2mal) (Tourniquet)
   - A-Geräusche (etagenweise Ober- bis Unterschenkel)
2. Knöchelregion:
   - A.tibialis posterior - Vv.tibiales posteriores
   - A-Geräusche mit Erschöpfbarkeit
   - proximale Kompression
3. V.saphena magna unterhalb des Knies:
   - S-Geräusche
   - Pendelfluß
   - Valsalva mit etagenweiser Kompression
4. Ergänzende Untersuchungen:
   - V.poplitea
   - V.saphena parva
   - Perforansvenen
   - Unterschenkelleitvenen
   - Untersuchung im Stehen

III. *Entscheidung über weiterführende Untersuchungen*
Duplex-Sonographie, Thermographie, (PDM, VVP),
Phlebographie; ggf. differentialdiagnostische Abklärung

IV. *Therapieempfehlung (mit Aufklärung über Alternativmöglichkeiten)*

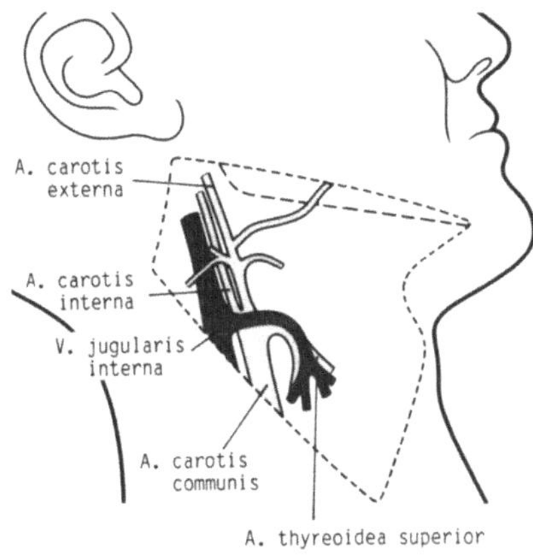

Abb. 41. Trigonum submandibulare

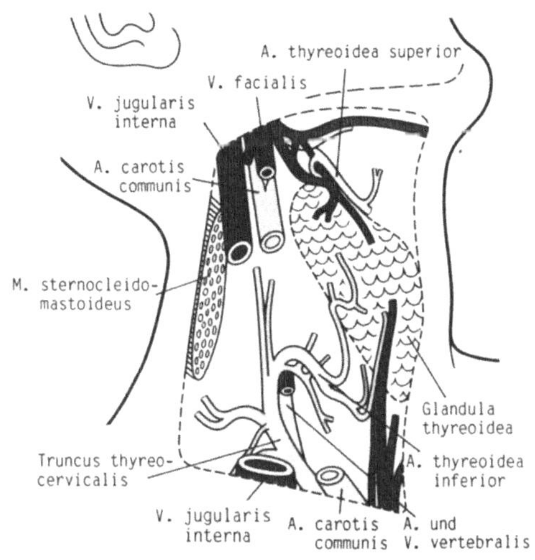

Abb. 42. Regio sternocleidomastoidea

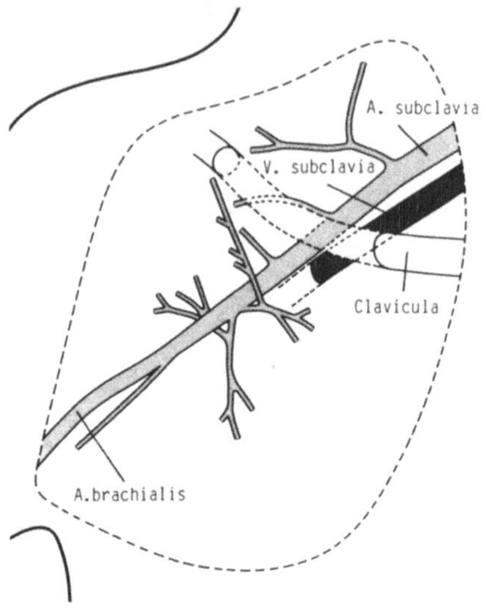

Abb. 43. Klavikulabereich

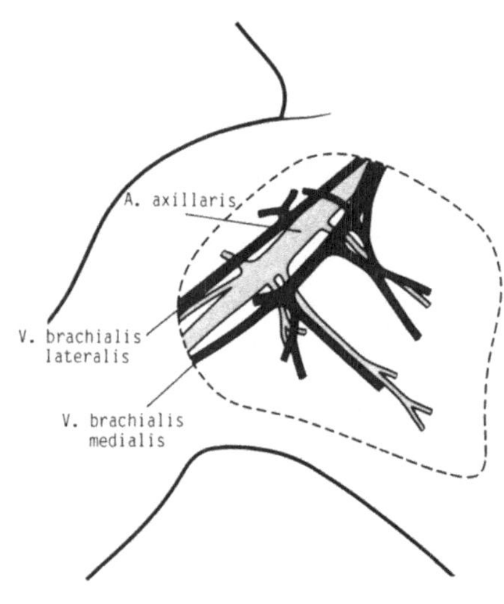

Abb. 44. Achselhöhle

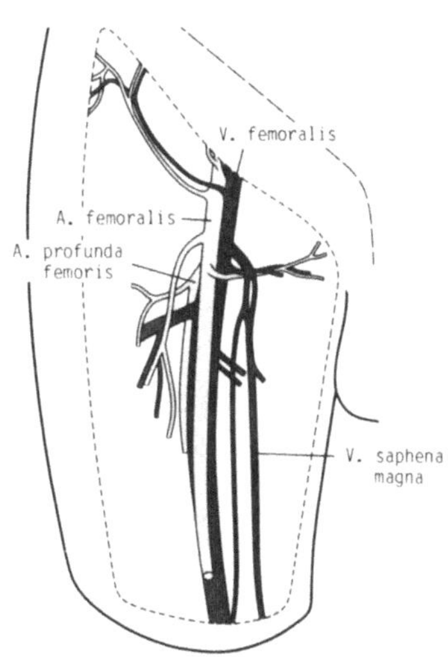

Abb. 45. Leistenbereich

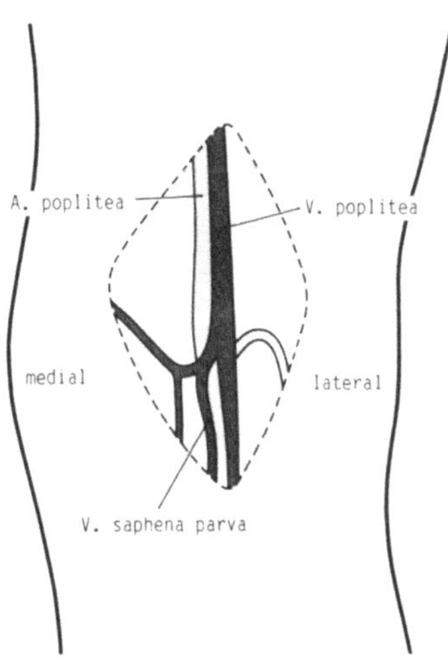

Abb. 46. Kniekehle

10 Literatur

1. Assmann G (1981) Früherkennung von Krankheiten als Schlüssel zur Kostendämpfung. MMW 123: 109
2. Franklin DL, Schlegel W, Rushmer RF (1961) Blood flow measurement by Doppler frequency shift of backscattered ultrasound. Science 134: 564
3. Heene DL (1980) Thromboseprophylaxe aus klinischer Sicht. Klinikarzt 9: 764
4. Kremer H (Hrsg) (1982) Sonographische Diagnostik innerer Erkrankungen. Urban & Schwarzenberg, München Wien Baltimore
5. Liebeskind D, Bases R, Mendez F, Elequin F, Neubort S, Leifer R, Goldberg R, Koenigsberg M (1979) Diagnostic ultrasound: effects on the DNA and growth patterns of animal cells. Radiology 131: 177
6. Liebeskind D, Bases R, Mendez F, Elequin F, Koenigsberg M (1979) Sister chromatid exchanges in human lymphocytes after exposure to diagnostic ultrasound. Science 205: 1273
7. Marshall M (1983) Angiologie. Springer, Berlin Heidelberg New York
8. Marshall M (1984) Praktische Doppler-Sonographie. Springer, Berlin Heidelberg New York
9. Marshall M (1987) Praktische Phlebologie. Springer, Berlin Heidelberg New York
10. Miller DL, Nyborg WL, Whitcomb CC (1979) Platelet aggregation induced by ultrasound under specialized conditions in vitro. Science 205: 505
11. Neuerburg-Heusler D (1984) Dopplersonographische Diagnostik der extrakraniellen Verschlußkrankheit. VASA [Suppl] 12: 59
12. Reimer F, Wernheimer D, Lange J, Friedrich B, Maurer PC, Becker HM (1980) Die Ultraschall-Doppler-Sonographie der A. carotis – ein klinischer Erfahrungsbericht. In: Verhandlungen der deutschen Gesellschaft für innere Medizin, 86. Kongreß. Bergmann, München
13. Satomura S, Kaneko Z (1960) Ultrasonic blood rheography. In: Proceedings of the 3rd. International Conference of Medical Electronics. London I. E. E., 254

11 Sachverzeichnis